国家基本医疗保险、工伤保险和生育保险药品目录

（2021 年版）

国家医疗保障局
人力资源和社会保障部

中国劳动社会保障出版社

图书在版编目(CIP)数据

国家基本医疗保险、工伤保险和生育保险药品目录：2021年版/国家医疗保障局，人力资源和社会保障部编. -- 北京：中国劳动社会保障出版社，2022

ISBN 978-7-5167-5319-4

Ⅰ.①国… Ⅱ.①国…②人… Ⅲ.①医疗保险-药品-中国-目录②工伤保险-药品-中国-目录③生育保险-药品-中国-目录 Ⅳ.①R97-63

中国版本图书馆CIP数据核字(2022)第050018号

中国劳动社会保障出版社出版发行

(北京市惠新东街1号 邮政编码：100029)

*

保定市中画美凯印刷有限公司印刷装订 新华书店经销

787毫米×1092毫米 16开本 26.5印张 627千字

2022年6月第1版 2022年6月第1次印刷

定价：75.00元

读者服务部电话：(010) 64929211/84209101/64921644

营销中心电话：(010) 64962347

出版社网址：http://www.class.com.cn

国家医保局　人力资源社会保障部关于印发《国家基本医疗保险、工伤保险和生育保险药品目录（2021年）》的通知

医保发〔2021〕50号

各省、自治区、直辖市及新疆生产建设兵团医疗保障局、人力资源社会保障厅（局）：

为贯彻落实党中央、国务院决策部署，进一步提高参保人员的用药保障水平，按照《基本医疗保险用药管理暂行办法》（国家医疗保障局令第1号）及《2021年国家医保药品目录调整工作方案》要求，国家医保局、人力资源社会保障部组织专家调整制定了《国家基本医疗保险、工伤保险和生育保险药品目录（2021年）》（以下简称《2021年药品目录》），现予印发，请遵照执行。有关事项通知如下：

一、及时做好支付范围调整

《2021年药品目录》收载西药和中成药共2 860种，其中西药1 486种，中成药1 374种。另外，还有基金可以支付的中药饮片892种。各地要严格执行《2021年药品目录》，不得自行调整目录内药品的限定支付范围和甲乙分类。要及时调整信息系统，更新完善数据库，将本次调整中被调入的药品，按规定纳入基金支付范围，被调出的药品要同步调出基金支付范围。

二、规范支付标准

协议期内谈判药品（以下简称谈判药品）执行全国统一的医保支付标准，

各统筹地区根据基金承受能力确定其自付比例和报销比例，协议期内不得进行二次议价。协议有效期内，若谈判药品存在国家医保药品目录未载明的规格需纳入医保支付范围，须由企业向国家医保局提出申请，国家医保局将根据协议条款确定支付标准后，在全国执行。协议期内如有与谈判药品同通用名药品上市，同通用名药品的直接挂网价格不得高于谈判确定的同规格医保支付标准。如谈判药品在协议期内有同通用名药品上市或纳入药品集中带量采购（国家组织的集中带量采购和省级含省际联盟集中带量采购）等情形，省级医保部门可根据市场竞争情况、同通用名药品价格或药品集中带量采购中选结果等，调整该药品的医保支付标准。

《2021 年药品目录》中医保支付标准有“＊”标识的，各地医保和人力资源社会保障部门不得在公开发文、新闻宣传等公开途径中公布其医保支付标准。

三、扎实推进推动谈判药品落地

《2021 年药品目录》自 2022 年 1 月 1 日起正式执行。《国家医保局、人力资源社会保障部关于印发〈国家基本医疗保险、工伤保险和生育保险药品目录〉的通知》（医保发〔2020〕53 号），自 2022 年 1 月 1 日起同时废止。各省（自治区、直辖市）药品集中采购机构要在 2021 年 12 月底前将谈判药品在省级药品集中采购平台上直接挂网采购。各地医保部门要会同有关部门，指导定点医疗机构合理配备、使用目录内药品，可结合医疗机构实际用药情况对其年度总额做出合理调整。要加强医保定点医疗机构、工伤保险协议医疗机构和工伤康复协议机构协议管理，将医疗机构合理配备使用《2021 年药品目录》内谈判药品的情况纳入协议内容，积极推动新版目录落地执行。

省级医保部门要按照《关于建立完善国家医保谈判药品“双通道”管理机制的指导意见》（医保发〔2021〕28 号）和《关于适应国家医保谈判常态化持续做好谈判药品落地工作的通知》（医保函〔2021〕182 号）要求，结合本省情况，及时更新本省纳入“双通道”管理的药品名单，加强“双通道”药店管理，切实提升谈判药品的供应保障水平。继续完善谈判药品落地监测机制，按要求定期向国家医保局反馈《2021年药品目录》中谈判药品使用和支付等方面情况。

四、按时完成消化任务

省级医保部门要加快原自行增补品种的消化工作，确保2022年6月30日前完成全部消化任务。同时做好政策宣传解读，合理引导舆情。

五、规范民族药、医疗机构制剂、中药饮片和中药配方颗粒的管理

省级医保部门要按照《基本医疗保险用药管理暂行办法》要求，完善程序，细化标准，科学测算，把符合临床必须、价格合理、疗效确切等条件的药品纳入医保支付范围。具备条件的地区，可同步确定医保支付标准。要建立动态调整机制，及时将不符合条件的药品调出支付范围。

《2021年药品目录》落实过程中，遇有重大问题及时向国家医保局、人力资源社会保障部报告。

国家医保局

人力资源社会保障部

2021年11月24日

目　　录

凡　　例

《国家基本医疗保险、工伤保险和生育保险药品目录》（简称《药品目录》）是基本医疗保险和生育保险基金支付药品费用的标准。临床医师根据病情开具处方、参保人员购买与使用药品不受《药品目录》的限制。工伤保险基金支付药品费用范围参照本目录执行。

凡例是对《药品目录》中药品的分类、编号、名称、剂型、备注等内容的解释和说明，是《药品目录》的组成部分，其内容与目录正文具有同等政策约束力。

一、目录构成

（一）《药品目录》西药部分、中成药部分、协议期内谈判药品部分和中药饮片部分所列药品为基本医疗保险、工伤保险和生育保险基金准予支付费用的药品。其中西药部分 1 273 个，中成药部分 1 312 个（含民族药 93 个），协议期内谈判药品部分 275 个（含西药 213 个、中成药 62 个），共计 2 860 个。

（二）西药、中成药和协议期内谈判药品分甲乙类管理，西药甲类药品 395 个，中成药甲类药品 246 个，其余为乙类药品。协议期内谈判药品按照乙类支付。

（三）中药饮片部分除列出基本医疗保险、工伤保险和生育保险基金准予支付的品种 892 个外，同时列出了不得纳入基金支付的饮片范围。

（四）《药品目录》包括限工伤保险基金准予支付费用的品种 6 个；限生育保险基金准予支付费用的品种 4 个。工伤保险和生育保险支付药品费用时不区分甲、乙类。

二、编排与分类

（五）药品分类上西药品种主要依据解剖—治疗—化学分类（ATC），中成药主要依据功能主治分类，中药饮片按中文笔画数排序。临床具有多种治疗用途的药品，选择其主要治疗用途分类。临床医师依据病情用药，不受《药品目录》分类的限制。

（六）西药部分、中成药部分、协议期内谈判药品分别按药品品种编号。同一品种只编一个号，重复出现时标注“★”，并在括号内标注该品种编号。药品排列顺序及编号的先后次序无特别含义。

三、名称与剂型

（七）除在“备注”一栏标有“◇”的药品外，《药品目录》西药部分的药品名称采用中文通用名，未包括命名中的盐基、酸根部分，剂型单列。中成药部分和协议期内谈判药品部分的药品名称采用中文通用名，剂型不单列。为使编排简洁，在甲乙分类、给药途径、备注相同的情况下，同一通用名称下的不同剂型并列，其先后次序无特别含义。

（八）西药剂型以《中国药典》“制剂通则”为基础进行合并归类处理，未归类的剂型以《药品目录》标注的为准。合并归类的剂型见下表：

合并归类的剂型	包含的具体剂型
口服常释剂型	普通片剂（片、素片、肠溶片、包衣片、薄膜衣片、糖衣片、浸膏片、分散片、划痕片）、硬胶囊、软胶囊（胶丸）、肠溶胶囊
缓释控释剂型	缓释片、缓释包衣片、控释片、缓释胶囊、控释胶囊
口服液体剂	口服溶液剂、口服混悬剂、干混悬剂、口服乳剂、胶浆剂、口服液、乳液、乳剂、胶体溶液、合剂、酊剂、滴剂、混悬滴剂、糖浆剂（含干糖浆剂）
丸剂	丸剂、滴丸
颗粒剂	颗粒剂、肠溶颗粒剂
口服散剂	散剂、药粉、粉剂
外用散剂	散剂、粉剂、撒布剂、撒粉
软膏剂	软膏剂、乳膏剂、霜剂、糊剂、油膏剂
贴剂	贴剂、贴膏剂、膜剂、透皮贴剂
外用液体剂	外用溶液剂、洗剂、漱口剂、含漱液、胶浆剂、搽剂、酊剂、油剂
硬膏剂	硬膏剂、亲水硬膏剂

续表

合并归类的剂型	包含的具体剂型
凝胶剂	乳胶剂、凝胶剂
涂剂	涂剂、涂膜剂、涂布剂
栓剂	栓剂、直肠栓、阴道栓
滴眼剂	滴眼剂、滴眼液
滴耳剂	滴耳剂、滴耳液
滴鼻剂	滴鼻剂、滴鼻液
吸入剂	气雾剂、粉雾剂、吸入剂、吸入粉雾剂、干粉吸入剂、粉吸入剂、雾化溶液剂、吸入气雾剂、吸入（用）溶液、吸入（用）混悬液、（鼻用）喷雾剂、鼻吸入气雾剂、雾化吸入用混悬液、吸入（用）气雾剂、雾化液
注射剂	注射剂、注射液、注射用溶液剂、静脉滴注用注射液、注射用混悬液、注射用无菌粉末、静脉注射针剂、注射用乳剂、乳状注射液、粉针剂、针剂、无菌粉针、冻干粉针、注射用浓溶液

（九）中成药剂型中，丸剂包括水丸、蜜丸、水蜜丸、糊丸、浓缩丸和微丸，不含滴丸；胶囊剂是指硬胶囊，不含软胶囊；其他剂型没有归并。

（十）《药品目录》收载的药品不区分商品名、规格或生产厂家。除谈判药品外，通用名称中主要化学成分部分与《药品目录》中的名称一致且剂型相同，而酸根或盐基不同的西药，属于《药品目录》的药品。通用名中包含罗马数字的药品单独列出。

（十一）“备注”栏标有“◇”的药品，因其组成和适应证类似而进行了归类，所标注的名称为一类药品的统称。具体如下：

1. 西药部分第 179 号“缓解消化道不适症状的复方 OTC 制剂”包括：复方颠茄氢氧化铝片、复方嗜酸乳杆菌片、复方碳酸钙咀嚼片、复方消化酶胶囊、复方胰酶散、复合乳酸菌肠溶胶囊、铝镁颠茄片、铝镁混悬液。

2. 西药部分第 716 号“抗艾滋病用药”是指国家免费治疗艾滋病方案内被纳入医保支付范围的药品。

3. 西药部分第 1087 号“青蒿素类药物”是指原卫生部《抗疟药使用原则和用药方案（修订稿）》中所列的以青蒿素类药物为基础的处方制剂、联合用药的药物和青蒿素类药物注射剂。

4. 西药部分第1139号“缓解感冒症状的复方OTC制剂”包括的品种（通用名称）见下表：

序号	药品名称	序号	药品名称
1	氨酚伪麻胶囊	25	酚咖片
2	氨酚伪麻颗粒剂	26	酚麻美敏胶囊
3	氨酚伪麻美芬胶囊	27	酚麻美敏片
4	氨酚伪麻美芬片	28	酚美愈伪麻口服液
5	氨酚伪麻美芬片（Ⅱ）	29	复方氨酚美沙糖浆
6	氨酚伪麻美芬片（Ⅱ）/苯酚伪麻片	30	复方氨酚那敏颗粒
7	氨酚伪麻美芬片（Ⅲ）	31	复方氨酚葡锌片
8	氨酚伪麻那敏胶囊	32	复方酚咖伪麻胶囊
9	氨酚伪麻那敏胶囊（夜用）	33	复方氢溴酸右美沙芬糖浆
10	氨酚伪麻那敏片	34	复方锌布颗粒剂
11	氨酚伪麻那敏溶液	35	复方盐酸伪麻黄碱缓释胶囊
12	氨咖麻敏胶囊	36	复方愈创木酚磺酸钾口服溶液
13	氨咖愈敏溶液	37	复方愈酚喷托那敏糖浆
14	氨麻苯美片	38	咖酚伪麻片
15	氨麻美敏口服溶液剂	39	美酚伪麻片
16	氨麻美敏片	40	美敏伪麻口服液
17	氨麻美敏片（Ⅱ）	41	美愈伪麻胶囊
18	氨麻美敏片（Ⅲ）	42	美愈伪麻口服溶液
19	贝敏伪麻片	43	美愈伪麻口服液
20	布洛伪麻分散片	44	喷托维林氯化铵片
21	布洛伪麻胶囊	45	喷托维林氯化铵糖浆
22	布洛伪麻颗粒剂	46	扑尔伪麻片
23	布洛伪麻片	47	双扑伪麻颗粒
24	酚咖麻敏胶囊	48	伪麻那敏胶囊

续表

序号	药品名称	序号	药品名称
49	右美沙芬愈创甘油醚糖浆	53	愈酚伪麻片
50	愈创维林那敏片	54	愈美胶囊
51	愈酚喷托异丙嗪颗粒	55	愈美颗粒剂
52	愈酚维林片	56	愈美片

四、限定支付范围

（十二）“备注”栏中对部分药品规定了限定支付范围，是指符合规定情况下参保人员发生的药品费用，可按规定由基本医疗保险或生育保险基金支付。工伤保险支付药品费用时不受限定支付范围限制。经办机构在支付费用前，应核查相关证据。

1. “备注”一栏标注了适应证的药品，是指参保人员出现适应证限定范围情况并有相应的临床体征及症状、实验室和辅助检查证据以及相应的临床诊断依据，使用该药品所发生的费用可按规定支付。适应证限定不是对药品法定说明书的修改，临床医师应根据病情合理用药。

2. “备注”一栏标注了二线用药的药品，支付时应有使用一线药品无效或不耐受的证据。

3. “备注”一栏标为“限工伤保险”的药品，是仅限于工伤保险基金支付的药品，不属于基本医疗保险、生育保险基金支付范围。

4. “备注”一栏标为“限生育保险”的药品，是生育保险基金可以支付的药品，城乡居民参保人员发生的与生育有关的费用时也可支付。

（十三）协议期内谈判药品部分还规定了药品的支付标准及协议有效期，支付标准包括医保基金和参保人员共同支付的全部费用。

（十四）西药部分第716号“抗艾滋病用药”的药品，不属于国家免费治疗艾滋病范围的参保人员使用治疗艾滋病时，基本医疗保险基金可按规定支付。

国家公共卫生项目涉及的抗结核病和抗血吸虫病药物，不属于国家公共卫生支付范围的参保人员使用时，基本医疗保险基金可按规定支付。

（十五）参保人员使用西药部分第251～263号“胃肠外营养剂”需经营养风险筛查，明确具有营养风险，且不能经饮食或使用“肠内营养剂”补充足够营养的重症住院患者方予支付。

（十六）参保人员使用西药部分第 1198～1211 号“肠内营养剂”，需经营养风险筛查，明确具有营养风险，且应为不能经饮食补充足够营养的重症住院患者时方予支付。

（十七）中药饮片部分标注“□”的指单独使用时不予支付，且全部由这些饮片组成的处方也不予支付。

五、其他

（十八）中成药部分药品处方中含有的“麝香”是指人工麝香，“牛黄”是指人工牛黄、培植牛黄和体外培育牛黄。含天然麝香和天然牛黄的药品不予支付。

西药部分

药品分类代码	药品分类	编号	药品名称	剂型	备注
XA	消化道和代谢方面的药物				
XA01	口腔科制剂				
	甲	1	复方硼砂	外用液体剂	
	乙	2	糠甾醇	口服常释剂型	
	乙	3	克霉唑	口服常释剂型	
	乙	4	氯己定	外用液体剂	
	乙	5	替硝唑	外用液体剂	
	乙	6	西吡氯铵	外用液体剂	
XA02	治疗胃酸相关类疾病的药物				
XA02A	抗酸药				
	甲	7	复方氢氧化铝	口服常释剂型	
	甲	8	枸橼酸铋钾	口服常释剂型	
	甲	★(8)	枸橼酸铋钾	颗粒剂	
	甲	9	碳酸氢钠	口服常释剂型	
	甲	10	胶体果胶铋	口服常释剂型	
	乙	★(10)	胶体果胶铋	颗粒剂	
	乙	11	复方铝酸铋	颗粒剂	

续表

药品分类代码	药品分类	编号	药品名称	剂型	备注
	乙	12	铝碳酸镁	口服常释剂型	
	乙	★(12)	铝碳酸镁	咀嚼片	
XA02B	治疗消化性溃疡病和胃食道反流病的药物				
XA02BA	H_2-受体拮抗剂				
	甲	13	法莫替丁	口服常释剂型	
	甲	★(13)	法莫替丁	注射剂	
	甲	14	雷尼替丁	口服常释剂型	
	甲	★(14)	雷尼替丁	注射剂	
XA02BC	质子泵抑制剂				
	甲	15	奥美拉唑	口服常释剂型	
	乙	16	埃索美拉唑(艾司奥美拉唑)	口服常释剂型	
	乙	★(16)	埃索美拉唑(艾司奥美拉唑)	注射剂	限有禁食医嘱或吞咽困难的患者
	乙	17	艾普拉唑	口服常释剂型	限有十二指肠溃疡、反流性食管炎诊断患者的二线用药
	乙	★(15)	奥美拉唑	注射剂	限有禁食医嘱或吞咽困难的患者
	乙	18	兰索拉唑	口服常释剂型	
	乙	★(18)	兰索拉唑	注射剂	限有禁食医嘱或吞咽困难的患者
	乙	19	雷贝拉唑	口服常释剂型	

续表

药品分类代码	药品分类	编号	药品名称	剂型	备注
	乙	20	泮托拉唑	口服常释剂型	
	乙	★(20)	泮托拉唑	注射剂	限有禁食医嘱或吞咽困难的患者
XA02BX	其他治疗消化性溃疡病和胃食道反流病的药物				
	乙	21	吉法酯	口服常释剂型	
	乙	22	硫糖铝	口服常释剂型	
	乙	★(22)	硫糖铝	口服液体剂	
	乙	★(22)	硫糖铝	混悬凝胶剂	
	乙	23	瑞巴派特	口服常释剂型	
	乙	24	替普瑞酮	口服常释剂型	
XA03	治疗功能性胃肠道疾病的药物				
XA03A	治疗功能性肠道疾病的药物				
	甲	25	匹维溴铵	口服常释剂型	
	乙	26	二甲硅油	口服常释剂型	
	乙	★(26)	二甲硅油	口服散剂	
	乙	★(26)	二甲硅油	口服液体剂	限胃肠镜检查和腹部影像学检查
	乙	27	西甲硅油	口服液体剂	限胃肠镜检查和腹部影像学检查
	乙	28	间苯三酚	注射剂	
	乙	29	曲美布汀	口服常释剂型	

续表

药品分类代码	药品分类	编号	药品名称	剂型	备注
	乙	30	罂粟碱	口服常释剂型	
	乙	★(30)	罂粟碱	注射剂	
	乙	31	格隆溴铵	注射剂	
XA03B	单方颠茄及其衍生物				
	甲	32	阿托品	口服常释剂型	
	甲	★(32)	阿托品	注射剂	
	甲	33	颠茄	口服常释剂型	
	甲	★(33)	颠茄	口服液体剂	
	甲	34	山莨菪碱	口服常释剂型	
	甲	★(34)	山莨菪碱	注射剂	
	乙	35	丁溴东莨菪碱	口服常释剂型	
	乙	★(35)	丁溴东莨菪碱	注射剂	
	乙	36	东莨菪碱	口服常释剂型	
	乙	★(36)	东莨菪碱	注射剂	
	乙	★(34)	消旋山莨菪碱	口服常释剂型	
	乙	★(34)	消旋山莨菪碱	注射剂	
XA03F	胃肠动力药				
	甲	37	多潘立酮	口服常释剂型	

续表

药品分类代码	药品分类	编号	药品名称	剂型	备注
	甲	38	甲氧氯普胺	口服常释剂型	
	甲	★(38)	甲氧氯普胺	注射剂	
	甲	39	莫沙必利	口服常释剂型	
	乙	★(37)	多潘立酮	口服液体剂	限儿童或吞咽困难患者
	乙	40	溴米那普鲁卡因	注射剂	
	乙	41	伊托必利	口服常释剂型	
XA04	止吐药和止恶心药				
	甲	42	昂丹司琼	口服常释剂型	
	乙	★(42)	昂丹司琼	注射剂	限放化疗且吞咽困难患者
	乙	43	格拉司琼	口服常释剂型	
	乙	★(43)	格拉司琼	注射剂	限放化疗且吞咽困难患者
	乙	44	帕洛诺司琼	注射剂	限放化疗且吞咽困难患者的二线用药
	乙	45	托烷司琼	口服常释剂型	
	乙	★(45)	托烷司琼	口服液体剂	
	乙	★(45)	托烷司琼	注射剂	限放化疗且吞咽困难患者
XA05	胆和肝治疗药				
XA05A	胆治疗药				
	甲	46	熊去氧胆酸	口服常释剂型	

续表

药品分类代码	药品分类	编号	药品名称	剂型	备注
XA05B	肝脏治疗药、抗脂肪肝药				
	甲	47	联苯双酯	口服常释剂型	
	甲	★(47)	联苯双酯	滴丸剂	
	乙	48	促肝细胞生长素	注射剂	限肝功能衰竭
	乙	49	多烯磷脂酰胆碱	口服常释剂型	
	乙	★(49)	多烯磷脂酰胆碱	注射剂	限抢救或肝功能衰竭
	乙	50	复方甘草甜素(复方甘草酸苷)	口服常释剂型	
	乙	★(50)	复方甘草甜素(复方甘草酸苷)	注射剂	限肝功能衰竭或无法使用甘草酸口服制剂的患者
	乙	51	甘草酸二铵	口服常释剂型	
	乙	★(51)	甘草酸二铵	注射剂	限肝功能衰竭或无法使用甘草酸口服制剂的患者
	乙	52	谷胱甘肽	口服常释剂型	限肝功能衰竭
	乙	53	还原型谷胱甘肽(谷胱甘肽)	注射剂	限药物性肝损伤或肝功能衰竭
	乙	54	硫普罗宁	口服常释剂型	
	乙	★(54)	硫普罗宁	注射剂	
	乙	55	门冬氨酸鸟氨酸	注射剂	限肝性脑病

续表

药品分类代码	药品分类	编号	药品名称	剂型	备注
	乙	56	葡醛内酯	口服常释剂型	
	乙	57	双环醇	口服常释剂型	
	乙	58	水飞蓟宾	口服常释剂型	
	乙	59	水飞蓟宾葡甲胺	口服常释剂型	
	乙	60	水飞蓟素	口服常释剂型	限中毒性肝脏损害
	乙	61	异甘草酸镁	注射剂	限肝功能衰竭或无法使用甘草酸口服制剂的患者
XA06	治疗便秘药物				
	甲	62	聚乙二醇	口服散剂	
	甲	63	开塞露	外用液体剂	
	甲	★(63)	开塞露	灌肠剂	
	甲	★(63)	开塞露(甘油)	外用液体剂	
	甲	★(63)	开塞露(甘油)	灌肠剂	
	甲	64	硫酸镁	口服散剂	
	乙	65	多库酯钠	口服常释剂型	
	乙	66	复方聚乙二醇电解质Ⅰ 复方聚乙二醇电解质Ⅱ 复方聚乙二醇电解质Ⅲ 复方聚乙二醇电解质Ⅳ	口服散剂	

续表

药品分类代码	药品分类	编号	药品名称	剂型	备注
	乙	67	甘油	栓剂	
	乙	★(67)	甘油	灌肠剂	
	乙	68	聚卡波非钙	口服常释剂型	
	乙	69	普芦卡必利	口服常释剂型	
	乙	70	乳果糖	口服液体剂	
XA07	止泻药、肠道消炎药、肠道抗感染药				
XA07A	肠道抗感染药				
	甲	71	小檗碱	口服常释剂型	
	甲	72	小儿小檗碱	口服常释剂型	
	乙	73	利福昔明	口服常释剂型	
	乙	★(73)	利福昔明	口服液体剂	
	乙	74	新霉素	口服常释剂型	
XA07B	肠道吸附剂				
	甲	75	蒙脱石	口服散剂	
	甲	76	药用炭	口服常释剂型	
	乙	★(75)	蒙脱石	颗粒剂	
	乙	★(75)	蒙脱石	口服液体剂	限儿童

续表

药品分类代码	药品分类	编号	药品名称	剂型	备注
XA07C	含碳水化合物的电解质				
	甲	77	补液盐Ⅰ 补液盐Ⅱ 补液盐Ⅲ	口服散剂	
XA07D	胃肠动力减低药				
	甲	78	洛哌丁胺	口服常释剂型	
	乙	★(78)	洛哌丁胺	颗粒剂	限儿童
XA07E	肠道抗炎药				
	甲	79	柳氮磺吡啶	口服常释剂型	
	甲	★(79)	柳氮磺吡啶	栓剂	
	乙	80	美沙拉秦(美沙拉嗪)	口服常释剂型	
	乙	★(80)	美沙拉秦(美沙拉嗪)	缓释控释剂型	
	乙	★(80)	美沙拉秦(美沙拉嗪)	缓控释颗粒剂	
	乙	★(80)	美沙拉秦(美沙拉嗪)	栓剂	
	乙	★(80)	美沙拉秦(美沙拉嗪)	灌肠剂	限直肠乙状结肠型溃疡性结肠炎急性发作期患者
XA07F	止泻微生物				
	乙	81	地衣芽孢杆菌活菌	口服常释剂型	
	乙	★(81)	地衣芽孢杆菌活菌	颗粒剂	

续表

药品分类代码	药品分类	编号	药品名称	剂型	备注
	乙	82	枯草杆菌二联活菌	口服常释剂型	
	乙	83	双歧杆菌活菌	口服常释剂型	
	乙	84	双歧杆菌乳杆菌三联活菌	口服常释剂型	
	乙	85	双歧杆菌三联活菌	口服常释剂型	
	乙	★(85)	双歧杆菌三联活菌	口服散剂	
	乙	86	双歧杆菌四联活菌	口服常释剂型	
XA07X	其他止泻药				
	乙	87	消旋卡多曲	口服常释剂型	
	乙	★(87)	消旋卡多曲	颗粒剂	
	乙	★(87)	消旋卡多曲	口服散剂	
XA09	消化药,包括酶类				
	甲	88	乳酶生	口服常释剂型	
	乙	89	复方阿嗪米特	口服常释剂型	
	乙	90	米曲菌胰酶	口服常释剂型	
	乙	91	胰酶	口服常释剂型	
XA10	糖尿病用药				
XA10A	胰岛素及其类似药物				
XA10AB	胰岛素及其类似物,短效				

续表

药品分类代码	药品分类	编号	药品名称	剂型	备注
	甲	92	人胰岛素(重组人胰岛素)	注射剂	
	甲	93	生物合成人胰岛素	注射剂	
	甲	94	胰岛素	注射剂	
	乙	95	重组赖脯胰岛素	注射剂	限1型糖尿病患者;限其他短效胰岛素或口服药难以控制的2型糖尿病患者
	乙	96	谷赖胰岛素	注射剂	限1型糖尿病患者;限其他短效胰岛素或口服药难以控制的2型糖尿病患者
	乙	97	赖脯胰岛素	注射剂	限1型糖尿病患者;限其他短效胰岛素或口服药难以控制的2型糖尿病患者
	乙	98	门冬胰岛素	注射剂	限1型糖尿病患者;限其他短效胰岛素或口服药难以控制的2型糖尿病患者
XA10AC	胰岛素及其类似物,中效				
	甲	99	低精蛋白锌胰岛素	注射剂	
	甲	100	精蛋白锌重组人胰岛素	注射剂	
	甲	101	精蛋白人胰岛素(精蛋白重组人胰岛素)	注射剂	

续表

药品分类代码	药品分类	编号	药品名称	剂型	备注
	乙	102	精蛋白生物合成人胰岛素	注射剂	
XA10AD	胰岛素及其类似物,预混				
	甲	103	精蛋白锌胰岛素(30R)	注射剂	
	甲	104	精蛋白人胰岛素混合(30R)(30/70 混合重组人胰岛素)	注射剂	
	甲	105	精蛋白人胰岛素混合(50R)(50/50 混合重组人胰岛素)	注射剂	
	甲	106	精蛋白人胰岛素混合(30R)[精蛋白重组人胰岛素混合(30R)]	注射剂	
	甲	107	精蛋白人胰岛素混合(50R)[精蛋白重组人胰岛素混合(50R)]	注射剂	
	甲	108	精蛋白人胰岛素混合(30R)[精蛋白重组人胰岛素(预混 30/70)]	注射剂	
	甲	109	精蛋白人胰岛素混合(30R)[精蛋白重组人胰岛素混合(30/70)]	注射剂	
	甲	110	精蛋白人胰岛素混合(50R)[精蛋白重组人胰岛素混合(50/50)]	注射剂	

续表

药品分类代码	药品分类	编号	药品名称	剂型	备注
	甲	111	精蛋白人胰岛素混合(30R)(精蛋白锌重组人胰岛素混合)	注射剂	
	甲	112	精蛋白重组人胰岛素混合(40/60)	注射剂	
	乙	113	精蛋白锌重组赖脯胰岛素混合(50R)	注射剂	限1型糖尿病患者;限其他短效胰岛素或口服药难以控制的2型糖尿病患者
	乙	114	精蛋白锌重组赖脯胰岛素混合(25R)	注射剂	限1型糖尿病患者;限其他短效胰岛素或口服药难以控制的2型糖尿病患者
	乙	115	门冬胰岛素30	注射剂	限1型糖尿病患者;限其他短效胰岛素或口服药难以控制的2型糖尿病患者
	乙	116	门冬胰岛素50	注射剂	限1型糖尿病患者;限其他短效胰岛素或口服药难以控制的2型糖尿病患者
XA10AE	胰岛素及其类似物,长效				
	甲	117	精蛋白锌胰岛素	注射剂	
	乙	118	重组甘精胰岛素	注射剂	限1型糖尿病患者;限中长效胰岛素难以控制的2型糖尿病患者

续表

药品分类代码	药品分类	编号	药品名称	剂型	备注
	乙	119	地特胰岛素	注射剂	限1型糖尿病患者;限中长效胰岛素难以控制的2型糖尿病患者
	乙	120	甘精胰岛素	注射剂	限1型糖尿病患者;限中长效胰岛素难以控制的2型糖尿病患者
	乙	121	德谷胰岛素	注射剂	限中长效胰岛素难以控制的2型糖尿病患者
XA10B	降血糖药物,不含胰岛素				
XA10BA	双胍类				
	甲	122	二甲双胍	口服常释剂型	
	乙	★(122)	二甲双胍 二甲双胍Ⅱ	缓释控释剂型	
XA10BB	磺酰脲类衍生物				
	甲	123	格列本脲	口服常释剂型	
	甲	124	格列吡嗪	口服常释剂型	
	甲	125	格列美脲	口服常释剂型	
	甲	126	格列喹酮	口服常释剂型	
	甲	127	格列齐特 格列齐特Ⅱ	口服常释剂型	

续表

药品分类代码	药品分类	编号	药品名称	剂型	备注
	乙	★(124)	格列吡嗪	缓释控释剂型	
	乙	★(127)	格列齐特	缓释控释剂型	
XA10BD	口服复方降糖药				
	乙	128	吡格列酮二甲双胍	口服常释剂型	
	乙	129	二甲双胍格列吡嗪	口服常释剂型	
	乙	130	瑞格列奈二甲双胍Ⅰ 瑞格列奈二甲双胍Ⅱ	口服常释剂型	
	乙	131	二甲双胍维格列汀Ⅱ 二甲双胍维格列汀Ⅲ	口服常释剂型	限二线用药
	乙	132	利格列汀二甲双胍Ⅰ 利格列汀二甲双胍Ⅱ	口服常释剂型	限二线用药
	乙	133	西格列汀二甲双胍Ⅰ 西格列汀二甲双胍Ⅱ	口服常释剂型	限二线用药
	乙	134	沙格列汀二甲双胍Ⅰ 沙格列汀二甲双胍Ⅱ 沙格列汀二甲双胍Ⅲ	缓释控释剂型	限二线用药
XA10BF	α-葡萄糖苷酶抑制剂				
	甲	135	阿卡波糖	口服常释剂型	
	乙	136	伏格列波糖	口服常释剂型	

续表

药品分类代码	药品分类	编号	药品名称	剂型	备注
	乙	137	米格列醇	口服常释剂型	
XA10BG	噻唑啉二酮类				
	乙	138	吡格列酮	口服常释剂型	
	乙	139	罗格列酮	口服常释剂型	
XA10BH	二肽基肽酶-4(DPP-4)抑制剂				
	乙	140	阿格列汀	口服常释剂型	限二线用药
	乙	141	利格列汀	口服常释剂型	限二线用药
	乙	142	沙格列汀	口服常释剂型	限二线用药
	乙	143	维格列汀	口服常释剂型	
	乙	144	西格列汀	口服常释剂型	限二线用药
XA10BK	钠-葡萄糖协同转运蛋白2(SGLT-2)抑制剂				
	乙	145	恩格列净	口服常释剂型	限二线用药
	乙	146	卡格列净	口服常释剂型	限二线用药
XA10BX	其他降血糖药				
	乙	147	米格列奈钙	口服常释剂型	
	乙	148	那格列奈	口服常释剂型	
	乙	149	瑞格列奈	口服常释剂型	

药品分类代码	药品分类	编号	药品名称	剂型	备注
XA10X	其他的糖尿病用药				
	乙	150	依帕司他	口服常释剂型	
	乙	151	硫辛酸	注射剂	限有明确神经电生理检查证据的痛性糖尿病外周神经病变诊断的患者
XA11	维生素类				
	甲	152	维生素 B_1	注射剂	
	甲	153	维生素 B_2	口服常释剂型	
	甲	154	维生素 B_6	口服常释剂型	
	甲	155	维生素 C	注射剂	
	甲	156	维生素 D_2	口服常释剂型	
	甲	★(156)	维生素 D_2	注射剂	
	甲	157	维生素 D_3	注射剂	
	甲	★(154)	维生素 B_6	注射剂	
	乙	158	阿法骨化醇	口服常释剂型	限中重度骨质疏松，肾性骨病，甲状旁腺功能减退症
	乙	★(158)	阿法骨化醇	口服液体剂	限新生儿低钙血症
	乙	159	复合维生素 B	口服常释剂型	
	乙	160	骨化三醇	口服常释剂型	限中重度骨质疏松，肾性骨病，甲状旁腺功能减退症

续表

药品分类代码	药品分类	编号	药品名称	剂型	备注
	乙	★(160)	骨化三醇	注射剂	限肾透析并有低钙血症的患者
	乙	161	水溶性维生素	注射剂	限与脂肪乳、氨基酸等肠外营养药物配合使用时支付,单独使用不予支付
	乙	162	碳酸钙 D_3	口服常释剂型	
	乙	★(162)	碳酸钙 D_3	颗粒剂	
	乙	163	维生素 A	口服常释剂型	
	乙	★(152)	维生素 B_1	口服常释剂型	
	乙	★(153)	维生素 B_2	注射剂	
	乙	★(155)	维生素 C	口服常释剂型	
	乙	164	维生素 AD	口服液体剂	限夜盲症、儿童佝偻病
	乙	165	硒酵母	口服常释剂型	限有硒缺乏检验证据的患者
	乙	166	小儿碳酸钙 D_3	颗粒剂	限儿童佝偻病
	乙	167	烟酰胺	口服常释剂型	
	乙	★(167)	烟酰胺	注射剂	
	乙	168	脂溶性维生素Ⅰ 脂溶性维生素Ⅱ	注射剂	限与脂肪乳、氨基酸等肠外营养药物配合使用时支付,单独使用不予支付
	乙	169	多种维生素(12)	注射剂	限与肠外营养药物配合使用时支付,单独使用不予支付

续表

药品分类代码	药品分类	编号	药品名称	剂型	备注
XA12	矿物质补充剂				
	甲	★(64)	硫酸镁	注射剂	
	甲	170	氯化钾	口服常释剂型	
	甲	★(170)	氯化钾	缓释控释剂型	
	甲	★(170)	氯化钾	颗粒剂	
	甲	171	葡萄糖酸钙	口服常释剂型	
	甲	★(171)	葡萄糖酸钙	注射剂	
	乙	172	醋酸钙	口服常释剂型	限慢性肾功能衰竭所致的高磷血症
	乙	173	枸橼酸钾	颗粒剂	
	乙	★(173)	枸橼酸钾	口服液体剂	
	乙	174	硫酸锌	口服常释剂型	限有锌缺乏检验证据的患者
	乙	★(174)	硫酸锌	口服溶液剂	限有锌缺乏检验证据的患者
	乙	175	氯化钙	注射剂	
	乙	176	门冬氨酸钾镁	口服常释剂型	限低钾血症引起的心律失常或洋地黄中毒引起的心律失常患者
	乙	★(176)	门冬氨酸钾镁	注射剂	限洋地黄中毒引起的心律失常患者
	乙	★(171)	葡萄糖酸钙	颗粒剂	
	乙	177	碳酸钙	口服常释剂型	

续表

药品分类代码	药品分类	编号	药品名称	剂型	备注
	乙	★(177)	碳酸钙	颗粒剂	
XA14	全身用蛋白同化药				
	乙	178	司坦唑醇	口服常释剂型	
XA16	其他消化道及代谢用药				
	乙	179	缓解消化道不适症状的复方OTC 制剂		◇
	乙	180	加贝酯	注射剂	
	乙	181	乌司他丁	注射剂	限急性胰腺炎、慢性复发性胰腺炎患者
	乙	182	腺苷蛋氨酸	口服常释剂型	限肝硬化所致肝内胆汁淤积患者或妊娠期肝内胆汁淤积患者
	乙	★(182)	腺苷蛋氨酸	注射剂	限肝硬化所致肝内胆汁淤积或妊娠期肝内胆汁淤积,且无法口服的患者
	乙	183	特利加压素	注射剂	限食管静脉曲张出血抢救
XB	血液和造血器官药				
XB01	抗血栓形成药				
XB01A	抗血栓形成药				
XB01AA	维生素 K 拮抗剂				

续表

药品分类代码	药品分类	编号	药品名称	剂型	备注
	甲	184	华法林	口服常释剂型	
XB01AB	肝素类				
	甲	185	肝素	注射剂	
	乙	186	达肝素	注射剂	
	乙	187	低分子肝素	注射剂	
	乙	★(185)	肝素	封管液	限血液透析、体外循环、导管术、微血管手术等操作中及某些血液标本或器械的抗凝处理
	乙	188	那屈肝素(那曲肝素)	注射剂	
	乙	189	依诺肝素	注射剂	
XB01AC	血小板凝聚抑制剂,肝素除外				
	甲	190	阿司匹林	口服常释剂型(不含分散片)	
	甲	191	双嘧达莫	口服常释剂型	
	乙	★(190)	阿司匹林	缓释控释剂型	
	乙	★(190)	阿司匹林	肠溶缓释片	
	乙	192	贝前列素	口服常释剂型	限有慢性动脉闭塞的诊断且有明确的溃疡、间歇性跛行及严重疼痛体征的患者

续表

药品分类代码	药品分类	编号	药品名称	剂型	备注
	乙	193	氯吡格雷	口服常释剂型	
	乙	194	沙格雷酯	口服常释剂型	限有慢性动脉闭塞的诊断且有明确的溃疡、间歇性跛行及严重疼痛体征的患者
	乙	195	替罗非班	注射剂	限急性冠脉综合征的介入治疗
	乙	★(195)	替罗非班氯化钠	注射剂	限急性冠脉综合征的介入治疗
	乙	196	西洛他唑	口服常释剂型	限有慢性动脉闭塞症诊断且有明确的溃疡、间歇性跛行及严重疼痛体征的患者
	乙	197	依替巴肽	注射剂	限急性冠脉综合征的介入治疗
	乙	198	吲哚布芬	口服常释剂型	限阿司匹林不耐受的患者
	乙	199	替格瑞洛	口服常释剂型	限急性冠脉综合征患者,支付不超过12个月。非急性期限二线用药
XB01AD	酶类				
	甲	200	尿激酶	注射剂	
	甲	201	重组链激酶	注射剂	
	乙	202	降纤酶	注射剂	限急性脑梗死的急救、抢救
	乙	203	纤溶酶	注射剂	限急性脑梗死的急救、抢救
	乙	204	蚓激酶	口服常释剂型	

续表

药品分类代码	药品分类	编号	药品名称	剂型	备注
	乙	205	巴曲酶	注射剂	
XB01AE	直接凝血酶抑制剂				
	乙	206	阿加曲班	注射剂	限有急性脑梗死诊断并有运动神经麻痹体征且在发作后48小时内用药
	乙	207	达比加群酯	口服常释剂型	限华法林治疗控制不良或出血高危的非瓣膜性房颤患者
XB01AF	直接Xa因子抑制剂				
	乙	208	阿哌沙班	口服常释剂型	限下肢关节置换手术患者
	乙	209	磺达肝癸钠	注射剂	限下肢关节置换手术患者
	乙	210	利伐沙班	口服常释剂型	限华法林治疗控制不良或出血高危的非瓣膜性房颤、深静脉血栓、肺栓塞患者；下肢关节置换手术患者
XB01AX	其他抗血栓形成药				
	乙	211	阿魏酸哌嗪	口服常释剂型	
	乙	212	奥扎格雷	注射剂	限新发的急性血栓性脑梗死，支付不超过14天
XB02	抗出血药				
XB02A	抗纤维蛋白溶解药				
	甲	213	氨甲苯酸	口服常释剂型	

续表

药品分类代码	药品分类	编号	药品名称	剂型	备注
	甲	★(213)	氨甲苯酸	注射剂	
	甲	214	氨甲环酸	注射剂	
	乙	215	氨基己酸	口服常释剂型	
	乙	★(215)	氨基己酸	注射剂	限治疗血纤维蛋白溶解亢进引起出血的患者
	乙	★(215)	氨基己酸氯化钠	注射剂	限治疗血纤维蛋白溶解亢进引起出血的患者
	乙	★(213)	氨甲苯酸氯化钠	注射剂	
	乙	★(213)	氨甲苯酸葡萄糖	注射剂	
	乙	★(214)	氨甲环酸	口服常释剂型	
	乙	★(214)	氨甲环酸氯化钠	注射剂	
XB02B	维生素 K 和其他止血药				
	甲	216	甲萘氢醌	口服常释剂型	
	甲	217	凝血酶	外用冻干制剂	
	甲	218	人凝血因子Ⅷ	注射剂	
	甲	219	维生素 K_1	注射剂	
	甲	220	亚硫酸氢钠甲萘醌	注射剂	
	乙	221	白眉蛇毒血凝酶	注射剂	限出血性疾病治疗的二线用药；预防使用不予支付

续表

药品分类代码	药品分类	编号	药品名称	剂型	备注
	乙	222	酚磺乙胺	注射剂	
	乙	223	聚桂醇	注射剂	限消化道严重出血
	乙	224	卡络磺钠(肾上腺色腙)	口服常释剂型	
	乙	★(224)	卡络磺钠(肾上腺色腙)	注射剂	限无法口服卡络磺钠(肾上腺色腙)的患者
	乙	★(224)	卡络磺钠(肾上腺色腙)氯化钠	注射剂	限无法口服卡络磺钠(肾上腺色腙)的患者
	乙	225	矛头蝮蛇血凝酶	注射剂	限出血性疾病治疗的二线用药;预防使用不予支付
	乙	226	人凝血酶原复合物	注射剂	限手术大出血和肝病导致的出血;乙(B)型血友病或伴有凝血因子Ⅷ抑制物的血友病患者
	乙	227	人纤维蛋白原	注射剂	限低纤维蛋白原血症致活动性出血
	乙	228	蛇毒血凝酶	注射剂	限出血性疾病治疗的二线用药;预防使用不予支付
	乙	★(219)	维生素 K_1	口服常释剂型	
	乙	229	维生素 K_4	口服常释剂型	
	乙	★(220)	亚硫酸氢钠甲萘醌	口服常释剂型	

续表

药品分类代码	药品分类	编号	药品名称	剂型	备注
	乙	230	重组人凝血因子Ⅷ	注射剂	限儿童甲(A)型血友病;成人甲(A)型血友病限出血时使用
	乙	231	重组人凝血因子Ⅸ	注射剂	限儿童乙(B)型血友病;成人乙(B)型血友病限出血时使用
XB03	抗贫血药				
XB03A	铁制剂				
	甲	232	硫酸亚铁	口服常释剂型	
	甲	★(232)	硫酸亚铁	缓释控释剂型	
	甲	233	右旋糖酐铁	注射剂	
	甲	234	琥珀酸亚铁	口服常释剂型	
	乙	★(233)	右旋糖酐铁	口服液体剂	限儿童缺铁性贫血
	乙	235	多糖铁复合物	口服常释剂型	
	乙	236	富马酸亚铁	口服常释剂型	
	乙	★(236)	富马酸亚铁	口服液体剂	
	乙	★(236)	富马酸亚铁	颗粒剂	
	乙	★(236)	富马酸亚铁	咀嚼片	
	乙	★(234)	琥珀酸亚铁	缓释控释剂型	
	乙	★(234)	琥珀酸亚铁	颗粒剂	

续表

药品分类代码	药品分类	编号	药品名称	剂型	备注
	乙	237	葡萄糖酸亚铁	口服常释剂型	
	乙	238	山梨醇铁	注射剂	限不能经口服补铁的缺铁性贫血患者
	乙	239	蔗糖铁	注射剂	限不能经口服补铁的缺铁性贫血患者
XB03B	维生素 B_{12} 和叶酸				
	甲	240	维生素 B_{12}	注射剂	
	甲	241	叶酸	口服常释剂型	
	甲	242	腺苷钴胺	口服常释剂型	
	乙	243	甲钴胺	口服常释剂型	
	乙	★(243)	甲钴胺	注射剂	限维生素 B_{12} 缺乏的巨幼红细胞性贫血,且有禁食医嘱或因吞咽困难等无法使用甲钴胺口服制剂的患者
	乙	244	利可君	口服常释剂型	
	乙	★(242)	腺苷钴胺	注射剂	限巨幼红细胞性贫血,且有禁食医嘱或因吞咽困难等无法使用腺苷钴胺口服制剂的患者
	乙	★(241)	叶酸	注射剂	
	乙	245	人促红素[重组人促红素(CHO 细胞)]	注射剂	限肾性贫血、非骨髓恶性肿瘤化疗引起的贫血
	乙	246	重组人促红素-β(CHO 细胞)	注射剂	限肾性贫血、非骨髓恶性肿瘤化疗引起的贫血

续表

药品分类代码	药品分类	编号	药品名称	剂型	备注
XB05	血液代用品和灌注液				
XB05A	血液和相关制品				
	乙	247	琥珀酰明胶	注射剂	限低血容量性休克或手术创伤、烧伤等引起的显著低血容量患者
	乙	248	羟乙基淀粉(200/0.5)氯化钠 羟乙基淀粉(130/0.4)氯化钠	注射剂	限低血容量性休克或手术创伤、烧伤等引起的显著低血容量患者
	乙	249	人血白蛋白	注射剂	限抢救、重症或因肝硬化、癌症引起胸腹水的患者，且白蛋白低于 30 g/L
	乙	250	羟乙基淀粉(130/0.4)电解质	注射剂	限低血容量性休克或手术创伤、烧伤等引起的显著低血容量患者
XB05B	静脉注射液				
XB05BA	胃肠外营养液				
	甲	251	复方氨基酸(18AA) 复方氨基酸(18AA-Ⅰ) 复方氨基酸(18AA-Ⅱ) 复方氨基酸(18AA-Ⅲ) 复方氨基酸(18AA-Ⅴ)	注射剂	

续表

药品分类代码	药品分类	编号	药品名称	剂型	备注
	甲	252	小儿复方氨基酸(18AA-Ⅰ) 小儿复方氨基酸(18AA-Ⅱ)	注射剂	
	乙	253	复方氨基酸(15AA)	注射剂	限有明确的肝硬化、重症肝炎和肝昏迷诊断证据的患者
	乙	★(251)	复方氨基酸(18AA-Ⅶ)	注射剂	
	乙	254	复方氨基酸 复方氨基酸(20AA)	注射剂	限有明确的肝硬化、重症肝炎和肝昏迷诊断证据的患者
	乙	255	复方氨基酸(6AA)	注射剂	限有明确的肝硬化、重症肝炎和肝昏迷诊断证据的患者
	乙	256	复方氨基酸(9AA)	注射剂	限肾功能不全的患者
	乙	257	小儿复方氨基酸(19AA-Ⅰ)	注射剂	
	乙	258	脂肪乳($C_{14\sim24}$,指大豆油)	注射剂	
	乙	259	ω-3 鱼油脂肪乳	注射剂	限重度炎症及感染的患者
	乙	260	中/长链脂肪乳($C_{6\sim24}$)	注射剂	
	乙	261	中/长链脂肪乳($C_{8\sim24}$) 中/长链脂肪乳($C_{8\sim24}$Ve)	注射剂	
	乙	262	结构脂肪乳($C_{6\sim24}$)	注射剂	限肝功能不全(严重肝功能不全者除外)患者的二线用药

续表

药品分类代码	药品分类	编号	药品名称	剂型	备注
	乙	263	脂肪乳氨基酸葡萄糖	注射剂	
XB05BB	影响电解质平衡的溶液				
	甲	264	复方氯化钠	注射剂	
	甲	265	葡萄糖	注射剂	
	甲	266	葡萄糖氯化钠	注射剂	
	甲	267	乳酸钠	注射剂	
	甲	268	乳酸钠林格	注射剂	
	乙	269	复方乳酸钠葡萄糖	注射剂	
	乙	270	果糖	注射剂	限因胰岛素抵抗无法使用葡萄糖的抢救患者,果糖总量每日不超过 50 g
	乙	★(270)	果糖氯化钠	注射剂	限因胰岛素抵抗无法使用葡萄糖的抢救患者,果糖总量每日不超过 50 g
	乙	271	灭菌注射用水	注射剂	
XB05BC	产生渗透性利尿的溶液				
	甲	272	甘露醇	注射剂	
	甲	273	甘油果糖氯化钠	注射剂	
	乙	274	复方甘油	注射剂	

续表

药品分类代码	药品分类	编号	药品名称	剂型	备注
XB05C	灌洗液				
	乙	275	生理氯化钠	冲洗剂	
	乙	★(275)	生理氯化钠	溶液剂	
XB05D	腹膜透析液				
	甲	276	腹膜透析液	注射剂	
XB05X	静脉注射液添加剂				
	甲	277	精氨酸	注射剂	
	甲	★(170)	氯化钾	注射剂	
	甲	278	氯化钠	注射剂	
	甲	279	浓氯化钠	注射剂	
	甲	★(9)	碳酸氢钠	注射剂	
	乙	280	丙氨酰谷氨酰胺	注射剂	限有禁食医嘱的患者,并符合凡例对肠内外营养制剂的规定
	乙	281	甘油磷酸钠	注射剂	
XB06	其他血液系统用药				
	乙	★(272)	甘露醇	冲洗剂	
	乙	282	糜蛋白酶	注射剂	
	乙	283	胰蛋白酶	注射剂	
	乙	284	血液滤过置换基础液	注射剂	

续表

药品分类代码	药品分类	编号	药品名称	剂型	备注
	乙	285	血液滤过置换液	注射剂	
XC	心血管系统				
XC01	心脏治疗药				
XC01A	强心苷				
	甲	286	地高辛	口服常释剂型	
	甲	★(286)	地高辛	口服液体剂	
	甲	★(286)	地高辛	注射剂	
	甲	287	毒毛花苷 K	注射剂	
	甲	288	去乙酰毛花苷	注射剂	
XC01B	Ⅰ类和Ⅲ类的抗心律失常药				
	甲	289	胺碘酮	口服常释剂型	
	甲	★(289)	胺碘酮	注射剂	
	甲	290	奎尼丁	口服常释剂型	
	甲	291	利多卡因	注射剂	
	甲	292	美西律	口服常释剂型	
	甲	293	普罗帕酮	口服常释剂型	
	甲	★(293)	普罗帕酮	注射剂	
	甲	294	莫雷西嗪	口服常释剂型	

续表

药品分类代码	药品分类	编号	药品名称	剂型	备注
	乙	295	丙吡胺	口服常释剂型	
	乙	296	伊布利特	注射剂	限新发房颤转复
XC01C	强心苷类除外的心脏兴奋药				
	甲	297	多巴胺	注射剂	
	甲	298	多巴酚丁胺	注射剂	
	甲	299	间羟胺	注射剂	
	甲	300	麻黄碱	注射剂	
	甲	301	去甲肾上腺素	注射剂	
	甲	302	肾上腺素	注射剂	
	甲	303	异丙肾上腺素	注射剂	
	乙	304	米多君	口服常释剂型	
	乙	305	米力农	注射剂	
	乙	★（305）	米力农氯化钠	注射剂	
	乙	★（305）	米力农葡萄糖	注射剂	
	乙	306	去氧肾上腺素	注射剂	
	乙	307	左西孟旦	注射剂	限规范治疗效果不佳的急性失代偿性心力衰竭短期治疗

续表

药品分类代码	药品分类	编号	药品名称	剂型	备注
XC01D	用于心脏疾患的血管扩张药				
	甲	308	硝酸甘油	口服常释剂型	
	甲	★(308)	硝酸甘油	注射剂	
	甲	309	硝酸异山梨酯	口服常释剂型	
	甲	★(309)	硝酸异山梨酯	注射剂	
	甲	310	单硝酸异山梨酯	口服常释剂型	
	甲	311	尼可地尔	口服常释剂型	
	乙	★(310)	单硝酸异山梨酯	注射剂	限无法口服硝酸酯类药物的患者
	乙	★(310)	单硝酸异山梨酯 单硝酸异山梨酯Ⅰ 单硝酸异山梨酯Ⅱ 单硝酸异山梨酯Ⅲ 单硝酸异山梨酯Ⅳ	缓释控释剂型	
	乙	★(308)	硝酸甘油	舌下片剂	
	乙	★(308)	硝酸甘油	吸入剂	
	乙	★(309)	硝酸异山梨酯	缓释控释剂型	
	乙	★(309)	硝酸异山梨酯氯化钠	注射剂	
	乙	★(309)	硝酸异山梨酯葡萄糖	注射剂	
XC01E	其他心脏疾病用药				
	乙	312	葛根素	注射剂	限视网膜动静脉阻塞或突发性耳聋患者，支付不超过 14 天

续表

药品分类代码	药品分类	编号	药品名称	剂型	备注
	乙	313	曲美他嗪	口服常释剂型	限稳定性心绞痛患者的二线治疗
	乙	★(313)	曲美他嗪	缓释控释剂型	限稳定性心绞痛患者的二线治疗
	乙	314	腺苷	注射剂	
	乙	315	伊伐布雷定	口服常释剂型	
XC02	抗高血压药				
XC02A	中枢作用的抗肾上腺素能药				
	甲	316	利血平	注射剂	
	乙	317	地巴唑	口服常释剂型	
	乙	318	甲基多巴	口服常释剂型	
	乙	319	可乐定	口服常释剂型	
	乙	★(319)	可乐定	贴剂	限持续使用可乐定,且有因禁食、吞咽困难等无法使用可乐定口服制剂的患者
XC02C	外周作用的抗肾上腺素能药				
	甲	320	哌唑嗪	口服常释剂型	
	乙	321	川芎嗪	注射剂	限急性缺血性脑血管疾病,支付不超过 14 天
	乙	322	银杏达莫	注射剂	限缺血性心脑血管疾病急性期住院患者,支付不超过 14 天

续表

药品分类代码	药品分类	编号	药品名称	剂型	备注
	乙	323	银杏叶提取物	口服常释剂型	
	乙	★(323)	银杏叶提取物	口服液体剂	
	乙	★(323)	银杏叶提取物	注射剂	限缺血性心脑血管疾病急性期住院患者;限耳部血流及神经障碍患者。支付不超过14天
	乙	324	银杏蜜环	口服液体剂	
	乙	325	薯蓣皂苷	口服常释剂型	
	乙	326	复方罗布麻	口服常释剂型	
	乙	327	多沙唑嗪	口服常释剂型	
	乙	★(327)	多沙唑嗪	缓释控释剂型	
	乙	328	萘哌地尔	口服常释剂型	
	乙	329	乌拉地尔	缓释控释剂型	
	乙	★(329)	乌拉地尔	注射剂	
XC02D	作用于小动脉平滑肌的药物				
	甲	330	硝普钠	注射剂	
	乙	331	肼屈嗪	口服常释剂型	
XC02K	其他抗高血压药				
	乙	332	安立生坦	口服常释剂型	

续表

药品分类代码	药品分类	编号	药品名称	剂型	备注
XC02L	抗高血压药与利尿药的复方制剂				
	甲	333	复方利血平	口服常释剂型	
	甲	334	复方利血平氨苯蝶啶	口服常释剂型	
XC03	利尿剂				
XC03A	低效利尿药				
	甲	335	氢氯噻嗪	口服常释剂型	
	甲	336	吲达帕胺	口服常释剂型	
	甲	★(336)	吲达帕胺	缓释控释剂型	
	乙	★(336)	吲达帕胺Ⅱ	缓释控释剂型	
XC03C	高效利尿药				
	甲	337	呋塞米	口服常释剂型	
	甲	★(337)	呋塞米	注射剂	
	乙	338	布美他尼	口服常释剂型	
	乙	★(338)	布美他尼	注射剂	
	乙	339	托拉塞米	口服常释剂型	
	乙	★(339)	托拉塞米	注射剂	限需迅速利尿或不能口服利尿剂的充血性心力衰竭患者

续表

药品分类代码	药品分类	编号	药品名称	剂型	备注
XC03D	保钾利尿药				
	甲	340	氨苯蝶啶	口服常释剂型	
	甲	341	螺内酯	口服常释剂型	
XC04	周围血管扩张药				
	甲	342	酚妥拉明	注射剂	
	乙	343	阿魏酸钠	口服常释剂型	
	乙	344	二氢麦角碱	口服常释剂型	
	乙	★(344)	二氢麦角碱	缓释控释剂型	
	乙	345	法舒地尔	注射剂	限新发的蛛网膜下腔出血后的患者，支付不超过 14 天
	乙	346	酚苄明	口服常释剂型	
	乙	★(346)	酚苄明	注射剂	
	乙	347	己酮可可碱	口服常释剂型	
	乙	★(347)	己酮可可碱	缓释控释剂型	
	乙	★(347)	己酮可可碱	注射剂	
	乙	348	尼麦角林	口服常释剂型	
	乙	349	烟酸	口服常释剂型	
	乙	★(349)	烟酸	缓释控释剂型	
	乙	★(349)	烟酸	注射剂	

续表

药品分类代码	药品分类	编号	药品名称	剂型	备注
	乙	350	烟酸肌醇酯	口服常释剂型	
	乙	351	胰激肽原酶	口服常释剂型	限有糖尿病诊断且有微循环障碍临床证据的患者
	乙	★(351)	胰激肽原酶	注射剂	限有糖尿病诊断且有微循环障碍临床证据的患者
XC05	血管保护剂				
	乙	352	地奥司明(柑橘黄酮)	口服常释剂型	
	乙	353	复方角菜酸酯	栓剂	
	乙	★(353)	复方角菜酸酯	乳膏剂	
	乙	★(185)	肝素	乳膏剂	
	乙	354	多磺酸黏多糖	软膏剂	限由静脉输液或注射引起的血栓性静脉炎
	乙	355	七叶皂苷	口服常释剂型	
	乙	★(355)	七叶皂苷	注射剂	限脑水肿的二线治疗,支付不超过10天
	乙	356	曲克芦丁	口服常释剂型	
	乙	★(356)	曲克芦丁	注射剂	限新发的缺血性脑梗死,支付不超过14天

续表

药品分类代码	药品分类	编号	药品名称	剂型	备注
XC07	β-受体阻滞剂				
XC07A	β-受体阻滞剂				
XC07AA	非选择性 β-受体阻滞剂				
	甲	357	普萘洛尔	口服常释剂型	
	乙	★(357)	普萘洛尔	缓释控释剂型	
	乙	★(357)	普萘洛尔	注射剂	
	乙	358	索他洛尔	口服常释剂型	
	乙	★(358)	索他洛尔	注射剂	
XC07AB	选择性 β-受体阻滞剂				
	甲	359	阿替洛尔	口服常释剂型	
	甲	360	比索洛尔	口服常释剂型	
	甲	361	美托洛尔	口服常释剂型	
	甲	★(361)	美托洛尔	注射剂	
	乙	362	艾司洛尔	注射剂	
	乙	★(361)	美托洛尔 美托洛尔Ⅱ	缓释控释剂型	
XC07AG	α 和 β-受体阻滞剂				
	乙	363	阿罗洛尔	口服常释剂型	

续表

药品分类代码	药品分类	编号	药品名称	剂型	备注
	乙	364	卡维地洛	口服常释剂型	
	乙	365	拉贝洛尔	口服常释剂型	
XC08	钙通道阻滞剂				
XC08C	主要作用于血管的选择性钙通道阻滞剂				
	甲	366	氨氯地平	口服常释剂型	
	甲	367	尼莫地平	口服常释剂型	
	甲	368	尼群地平	口服常释剂型	
	甲	369	硝苯地平	口服常释剂型	
	甲	370	非洛地平	口服常释剂型	
	甲	★(369)	硝苯地平 硝苯地平Ⅰ 硝苯地平Ⅱ 硝苯地平Ⅲ 硝苯地平Ⅳ	缓释控释剂型	
	乙	371	氨氯地平阿托伐他汀	口服常释剂型	
	乙	372	贝尼地平	口服常释剂型	
	乙	★(370)	非洛地平 非洛地平Ⅱ	缓释控释剂型	
	乙	373	拉西地平	口服常释剂型	

续表

药品分类代码	药品分类	编号	药品名称	剂型	备注
	乙	374	乐卡地平	口服常释剂型	
	乙	375	尼卡地平	口服常释剂型	
	乙	★(375)	尼卡地平	缓释控释剂型	
	乙	★(375)	尼卡地平	注射剂	
	乙	★(367)	尼莫地平	注射剂	
	乙	376	尼群洛尔	口服常释剂型	
	乙	377	西尼地平	口服常释剂型	
	乙	378	左氨氯地平(左旋氨氯地平)	口服常释剂型	
XC08D	直接作用于心脏的选择性钙通道阻滞剂				
	甲	379	地尔硫䓬	口服常释剂型	
	甲	380	维拉帕米	口服常释剂型	
	甲	★(380)	维拉帕米	注射剂	
	乙	★(379)	地尔硫䓬	注射剂	
	乙	★(379)	地尔硫䓬 地尔硫䓬Ⅱ	缓释控释剂型	
	乙	★(380)	维拉帕米	缓释控释剂型	
XC09	作用于肾素-血管紧张素系统的药物				
XC09A	血管紧张素转换酶抑制剂的单方药				

药品分类代码	药品分类	编号	药品名称	剂型	备注
	甲	381	卡托普利	口服常释剂型	
	甲	382	依那普利	口服常释剂型	
	乙	383	贝那普利	口服常释剂型	
	乙	384	福辛普利	口服常释剂型	
	乙	385	赖诺普利	口服常释剂型	
	乙	386	雷米普利	口服常释剂型	
	乙	387	咪达普利	口服常释剂型	
	乙	388	培哚普利	口服常释剂型	
XC09B	血管紧张素转换酶抑制剂的复方制剂				
	乙	389	氨氯地平贝那普利Ⅰ 氨氯地平贝那普利Ⅱ	口服常释剂型	
	乙	390	贝那普利氢氯噻嗪	口服常释剂型	
	乙	391	复方卡托普利	口服常释剂型	
	乙	392	赖诺普利氢氯噻嗪	口服常释剂型	
	乙	393	依那普利叶酸	口服常释剂型	限有明确同型半胱氨酸水平升高证据的原发性高血压
	乙	394	培哚普利吲达帕胺	口服常释剂型	

续表

药品分类代码	药品分类	编号	药品名称	剂型	备注
	乙	395	培哚普利氨氯地平Ⅰ 培哚普利氨氯地平Ⅱ 培哚普利氨氯地平Ⅲ	口服常释剂型	
XC09C	血管紧张素Ⅱ拮抗剂的单方药				
	甲	396	缬沙坦	口服常释剂型	
	乙	397	奥美沙坦酯	口服常释剂型	
	乙	398	厄贝沙坦	口服常释剂型	
	乙	399	氯沙坦	口服常释剂型	
	乙	400	替米沙坦	口服常释剂型	
	乙	401	坎地沙坦酯	口服常释剂型	
XC09D	血管紧张素Ⅱ拮抗剂的复方制剂				
	乙	402	奥美沙坦酯氢氯噻嗪	口服常释剂型	限对其他血管紧张素Ⅱ拮抗剂治疗不耐受的患者
	乙	403	厄贝沙坦氢氯噻嗪	口服常释剂型	
	乙	404	氯沙坦氢氯噻嗪	口服常释剂型	
	乙	405	替米沙坦氢氯噻嗪	口服常释剂型	
	乙	406	缬沙坦氨氯地平Ⅰ 缬沙坦氨氯地平Ⅱ	口服常释剂型	

续表

药品分类代码	药品分类	编号	药品名称	剂型	备注
	乙	407	缬沙坦氢氯噻嗪	口服常释剂型	
	乙	408	奥美沙坦酯氨氯地平	口服常释剂型	限对其他血管紧张素Ⅱ拮抗剂治疗不耐受或疗效不佳的患者
	乙	409	替米沙坦氨氯地平	口服常释剂型	限对其他血管紧张素Ⅱ拮抗剂治疗不耐受或疗效不佳的患者
	乙	410	坎地氢噻	口服常释剂型	
XC10	调节血脂药				
XC10A	单方调节血脂药				
XC10AA	HMG-CoA 还原酶抑制剂				
	甲	411	辛伐他汀	口服常释剂型	
	乙	412	阿托伐他汀	口服常释剂型	
	乙	413	氟伐他汀	口服常释剂型	
	乙	★(413)	氟伐他汀	缓释控释剂型	
	乙	414	洛伐他汀	口服常释剂型	
	乙	415	匹伐他汀	口服常释剂型	
	乙	416	普伐他汀	口服常释剂型	
	乙	417	瑞舒伐他汀	口服常释剂型	

续表

药品分类代码	药品分类	编号	药品名称	剂型	备注
XC10AB	贝特类				
	乙	418	苯扎贝特	口服常释剂型	
	乙	419	非诺贝特 非诺贝特Ⅱ 非诺贝特Ⅲ	口服常释剂型	
	乙	420	吉非罗齐	口服常释剂型	
XC10AX	其他调节血脂药				
	乙	421	阿昔莫司	口服常释剂型	
	乙	422	普罗布考	口服常释剂型	
	乙	423	依折麦布	口服常释剂型	限他汀类药物治疗效果不佳或不耐受的患者
XD	皮肤病用药				
XD01	皮肤用抗真菌药				
	甲	424	环丙沙星	软膏剂	
	甲	★(3)	克霉唑	软膏剂	
	甲	425	咪康唑	软膏剂	
	甲	426	水杨酸	软膏剂	
	乙	427	阿莫罗芬	软膏剂	
	乙	428	布替萘芬	软膏剂	

续表

药品分类代码	药品分类	编号	药品名称	剂型	备注
	乙	429	二硫化硒	外用液体剂	
	乙	430	复方土槿皮	外用液体剂	
	乙	431	环吡酮胺	软膏剂	
	乙	432	联苯苄唑	外用液体剂	
	乙	★(432)	联苯苄唑	软膏剂	
	乙	433	曲安奈德益康唑	软膏剂	
	乙	434	特比萘芬	口服常释剂型	
	乙	★(434)	特比萘芬	软膏剂	
	乙	435	酮康唑	软膏剂	
	乙	436	益康唑	软膏剂	
XD02	润肤剂和保护剂类				
	甲	437	尿素	软膏剂	
	乙	438	复方水杨酸	外用液体剂	
	乙	439	氧化锌	软膏剂	
XD03	治疗伤口和溃疡药				
	乙	440	牛碱性成纤维细胞生长因子(重组牛碱性成纤维细胞生长因子)	外用冻干制剂	限Ⅱ度烧伤

续表

药品分类代码	药品分类	编号	药品名称	剂型	备注
	乙	★(440)	牛碱性成纤维细胞生长因子(重组牛碱性成纤维细胞生长因子)	凝胶剂	限Ⅱ度烧伤
	乙	441	人表皮生长因子(重组人表皮生长因子)	外用冻干制剂	
	乙	★(441)	人表皮生长因子[重组人表皮生长因子(酵母)]	凝胶剂	
	乙	★(441)	人表皮生长因子(Ⅰ)(重组人表皮生长因子Ⅰ)	外用液体剂	
	乙	442	重组人碱性成纤维细胞生长因子	外用冻干制剂	限Ⅱ度烧伤
	乙	★(442)	重组人碱性成纤维细胞生长因子	凝胶剂	限Ⅱ度烧伤
	乙	443	重组人酸性成纤维细胞生长因子	外用冻干制剂	
XD05	治疗银屑病药				
	乙	444	阿维 A	口服常释剂型	
	乙	445	地蒽酚	软膏剂	
	乙	446	甲氧沙林	口服常释剂型	

续表

药品分类代码	药品分类	编号	药品名称	剂型	备注
	乙	★(446)	甲氧沙林	外用液体剂	
	乙	447	卡泊三醇	外用液体剂	
	乙	★(447)	卡泊三醇	软膏剂	
	乙	448	卡泊三醇倍他米松	软膏剂	
	乙	★(448)	卡泊三醇倍他米松	凝胶剂	
	乙	449	他扎罗汀	软膏剂	
	乙	★(449)	他扎罗汀	凝胶剂	
	乙	450	他卡西醇	软膏剂	
	乙	451	他扎罗汀倍他米松	软膏剂	
XD06	皮肤病用抗生素和化疗药物				
	甲	452	阿昔洛韦	软膏剂	
	甲	453	磺胺嘧啶银	软膏剂	
	乙	★(452)	阿昔洛韦	凝胶剂	
	乙	454	夫西地酸	软膏剂	
	乙	455	氟尿嘧啶	软膏剂	
	乙	456	复方多黏菌素 B	软膏剂	
	乙	457	复方磺胺嘧啶锌	凝胶剂	
	乙	458	鬼臼毒素	外用液体剂	

续表

药品分类代码	药品分类	编号	药品名称	剂型	备注
	乙	★(458)	鬼臼毒素	软膏剂	
	乙	★(424)	环丙沙星	凝胶剂	
	乙	459	磺胺嘧啶锌	软膏剂	
	乙	460	金霉素	软膏剂	
	乙	461	莫匹罗星	软膏剂	
	乙	462	喷昔洛韦	软膏剂	
	乙	★(462)	喷昔洛韦	凝胶剂	
	乙	463	四环素	软膏剂	
	乙	★(74)	新霉素	软膏剂	
XD07	皮科用皮质激素类				
	甲	464	氢化可的松	软膏剂	
	乙	465	倍氯米松	软膏剂	
	乙	466	氯倍他索	软膏剂	
	乙	467	地奈德	软膏剂	
	乙	468	地塞米松	软膏剂	
	乙	469	丁酸氢化可的松	软膏剂	
	乙	470	哈西奈德	外用液体剂	
	乙	★(470)	哈西奈德	软膏剂	

续表

药品分类代码	药品分类	编号	药品名称	剂型	备注
	乙	471	糠酸莫米松	软膏剂	
	乙	★(471)	糠酸莫米松	凝胶剂	
	乙	472	卤米松	乳膏剂	
	乙	473	卤米松/三氯生	软膏剂	
	乙	474	曲安奈德	软膏剂	
	乙	475	氟替卡松	软膏剂	
XD08	抗菌剂和消毒剂				
	乙	476	高锰酸钾	片剂	
	乙	★(476)	高锰酸钾	局部用散剂	
	乙	477	过氧化氢	溶液剂	
	乙	478	诺氟沙星	软膏剂	
	乙	479	硼酸	外用液体剂	
	乙	★(479)	硼酸	软膏剂	
	乙	480	依沙吖啶	外用液体剂	
	乙	★(480)	依沙吖啶	软膏剂	
XD10	抗痤疮制剂				
	甲	481	红霉素	软膏剂	
	甲	482	维 A 酸	软膏剂	

续表

药品分类代码	药品分类	编号	药品名称	剂型	备注
	乙	483	阿达帕林	凝胶剂	
	乙	484	过氧苯甲酰	软膏剂	
	乙	★(484)	过氧苯甲酰	凝胶剂	
	乙	★(485)	克林霉素	软膏剂	
	乙	486	硫软膏	软膏剂	
	乙	487	异维 A 酸	口服常释剂型	
	乙	★(487)	异维 A 酸	凝胶剂	
XD11	其他皮科制剂				
	甲	488	炉甘石	外用液体剂	
	甲	489	鱼石脂	软膏剂	
	乙	490	吡美莫司	软膏剂	限轻中度特应性皮炎患者的二线用药
	乙	491	多塞平	乳膏剂	
	乙	492	煤焦油	外用液体剂	
	乙	493	氢醌	软膏剂	限工伤保险
	乙	494	他克莫司	软膏剂	限中重度特应性皮炎患者的二线用药
XG	泌尿生殖系统药和性激素				
XG01	妇科抗感染药和抗菌剂				
	甲	495	甲硝唑	阴道泡腾片	

续表

药品分类代码	药品分类					编号	药品名称	剂型	备注
					甲	★(495)	甲硝唑	栓剂	
					甲	★(3)	克霉唑	阴道片	
					甲	★(3)	克霉唑	栓剂	
					甲	★(425)	咪康唑	栓剂	
					甲	★(425)	咪康唑	阴道片	
					甲	★(425)	咪康唑	阴道泡腾片	
					甲	★(425)	咪康唑	阴道软胶囊	
					甲	496	制霉素	阴道泡腾片	
					甲	★(496)	制霉素	栓剂	
					乙	497	复方莪术油	栓剂	
					乙	★(495)	甲硝唑	凝胶剂	
					乙	498	聚甲酚磺醛	外用液体剂	
					乙	★(498)	聚甲酚磺醛	栓剂	
					乙	★(5)	替硝唑	阴道泡腾片	
					乙	★(5)	替硝唑	栓剂	
					乙	499	硝呋太尔	口服常释剂型	
					乙	★(499)	硝呋太尔	阴道片	
					乙	500	硝呋太尔制霉素	阴道软胶囊	

续表

药品分类代码	药品分类	编号	药品名称	剂型	备注
	乙	501	硝呋太尔-制霉菌素	栓剂	
	乙	502	氯喹那多普罗雌烯	阴道片	
	乙	★(435)	酮康唑	栓剂	
XG02	其他妇科药				
XG02A	催产药				
	甲	503	麦角新碱	注射剂	
	甲	504	米索前列醇	口服常释剂型	
	甲	★(480)	依沙吖啶	注射剂	
	乙	505	地诺前列酮	栓剂	限生育保险
	乙	506	卡前列甲酯	栓剂	
	乙	507	卡前列素氨丁三醇	注射剂	限生育保险
XG02C	其他妇科药				
	乙	508	利托君	口服常释剂型	
	乙	★(508)	利托君	注射剂	
	乙	509	乳酸菌	阴道胶囊	
	乙	510	乳杆菌活菌	阴道胶囊	
	乙	511	溴隐亭	口服常释剂型	
	乙	512	阿托西班	注射剂	限妊娠 24 周到 33 周,且有明确早产指征者的二线用药

续表

药品分类代码	药品分类	编号	药品名称	剂型	备注
XG03	生殖系统的性激素和调节剂				
XG03A	全身用激素类避孕药				
	甲	513	丙酸睾酮	注射剂	
	乙	514	十一酸睾酮	口服常释剂型	
	乙	★(514)	十一酸睾酮	注射剂	
XG03C	雌激素类				
	甲	515	己烯雌酚	口服常释剂型	
	甲	★(515)	己烯雌酚	注射剂	
	甲	516	炔雌醇	口服常释剂型	
	乙	517	苯甲酸雌二醇	注射剂	
	乙	518	雌二醇	凝胶剂	
	乙	519	结合雌激素	口服常释剂型	
	乙	520	尼尔雌醇	口服常释剂型	
	乙	521	普罗雌烯	阴道胶囊	
	乙	★(521)	普罗雌烯	阴道软胶囊	
	乙	★(521)	普罗雌烯	软膏剂	
	乙	522	替勃龙	口服常释剂型	
	乙	523	戊酸雌二醇	口服常释剂型	

续表

药品分类代码	药品分类	编号	药品名称	剂型	备注
XG03D	孕激素类				
	甲	524	黄体酮	注射剂	
	甲	525	甲地孕酮	口服常释剂型	
	甲	526	甲羟孕酮	口服常释剂型	
	乙	527	地屈孕酮	口服常释剂型	
	乙	★(524)	黄体酮	口服常释剂型	
	乙	★(524)	黄体酮	栓剂	
	乙	★(526)	甲羟孕酮	注射剂	
	乙	528	炔诺酮	口服常释剂型	
	乙	★(528)	炔诺酮	丸剂	
	乙	529	烯丙雌醇	口服常释剂型	
	乙	530	地诺孕素	口服常释剂型	
XG03E	雄激素和雌性激素的复方制剂				
	乙	531	炔雌醇环丙孕酮	口服常释剂型	限多囊卵巢综合征
XG03F	孕激素和雌激素的复方制剂				
	乙	532	雌二醇/雌二醇地屈孕酮	口服常释剂型	
	乙	533	戊酸雌二醇/雌二醇环丙孕酮	口服常释剂型	

续表

药品分类代码	药品分类	编号	药品名称	剂型	备注
XG03G	促性腺激素和其他促排卵药				
	甲	534	绒促性素	注射剂	
	乙	535	氯米芬	口服常释剂型	
	乙	536	尿促性素	注射剂	
XG03X	其他性激素和生殖系统调节药				
	乙	537	达那唑	口服常释剂型	
	乙	538	雷洛昔芬	口服常释剂型	
	乙	539	米非司酮 米非司酮Ⅱ	口服常释剂型	限生育保险
	乙	540	孕三烯酮	口服常释剂型	
XG04	泌尿系统药				
XG04B	泌尿系统药				
	甲	541	黄酮哌酯	口服常释剂型	
	乙	542	奥昔布宁	口服常释剂型	
	乙	★(542)	奥昔布宁	缓释控释剂型	
	乙	543	包醛氧淀粉	口服常释剂型	
	乙	★(543)	包醛氧淀粉	口服散剂	
	乙	544	非那吡啶	口服常释剂型	限膀胱镜检查使用

续表

药品分类代码	药品分类	编号	药品名称	剂型	备注
	乙	545	聚苯乙烯磺酸	口服散剂	
	乙	546	托特罗定	口服常释剂型	
	乙	★(546)	托特罗定	缓释控释剂型	
	乙	547	左卡尼汀	注射剂	限长期血透患者在血透期间使用
	乙	★(547)	左卡尼汀	口服液体剂	限原发性肉碱缺乏症患者或因罕见病导致的继发性肉碱缺乏症患者(以国家相关部门公布的罕见病目录为准)
	乙	548	索利那新	口服常释剂型	
XG04C	良性前列腺肥大用药				
	甲	549	特拉唑嗪	口服常释剂型	
	乙	550	阿夫唑嗪	口服常释剂型	
	乙	★(550)	阿夫唑嗪	缓释控释剂型	
	乙	551	爱普列特	口服常释剂型	
	乙	552	非那雄胺	口服常释剂型	
	乙	553	普适泰	口服常释剂型	
	乙	554	赛洛多辛	口服常释剂型	
	乙	555	坦洛新(坦索罗辛)	缓释控释剂型	

续表

药品分类代码	药品分类	编号	药品名称	剂型	备注
XH	除性激素和胰岛素外的全身激素制剂				
XH01	垂体和下丘脑激素及类似物				
XH01A	垂体前叶激素和类似物				
	甲	556	促皮质素	注射剂	
	乙	557	人生长激素(重组人生长激素)	注射剂	限儿童原发性生长激素缺乏症
XH01B	垂体后叶激素类				
	甲	558	垂体后叶	注射剂	
	甲	559	去氨加压素	口服常释剂型	
	甲	★(559)	去氨加压素	注射剂	
	甲	560	缩宫素	注射剂	
	乙	561	卡贝缩宫素	注射剂	
	乙	562	鞣酸加压素	注射剂	
	乙	★(560)	缩宫素	喷雾剂	
XH01C	下丘脑激素				
	乙	563	奥曲肽	注射剂	胰腺手术,支付不超过7天;神经内分泌肿瘤类癌危象围手术期,支付不超过7天;肝硬化所致的食道或胃静脉曲张出血,支付不超过5天

药品分类代码	药品分类	编号	药品名称	剂型	备注
	乙	564	生长抑素	注射剂	限胰腺手术,支付不超过5天;严重急性食道静脉曲张出血,支付不超过5天
XH02	全身用皮质激素类				
	甲	★(468)	地塞米松	口服常释剂型	
	甲	★(468)	地塞米松	注射剂	
	甲	★(468)	地塞米松棕榈酸酯	注射剂	
	甲	★(468)	地塞米松磷酸钠	注射剂	
	甲	565	泼尼松	口服常释剂型	
	甲	★(464)	氢化可的松	口服常释剂型	
	甲	★(464)	氢化可的松	注射剂	
	甲	566	甲泼尼龙	口服常释剂型	
	乙	567	倍他米松	口服常释剂型	
	乙	★(567)	倍他米松	注射剂	
	乙	568	复方倍他米松	注射剂	
	乙	★(566)	甲泼尼龙	注射剂	
	乙	569	可的松	口服常释剂型	
	乙	570	泼尼松龙	口服常释剂型	

续表

药品分类代码	药品分类	编号	药品名称	剂型	备注
	乙	571	泼尼松龙(氢化泼尼松)	注射剂	
	乙	★(474)	曲安奈德	注射剂	
	乙	572	曲安西龙	口服常释剂型	
XH03	甲状腺治疗用药				
XH03A	甲状腺制剂				
	甲	573	甲状腺片	口服常释剂型	
	甲	574	左甲状腺素	口服常释剂型	
XH03B	抗甲状腺制剂				
	甲	575	丙硫氧嘧啶	口服常释剂型	
	甲	576	甲巯咪唑	口服常释剂型	
XH04	胰腺激素类				
	乙	577	高血糖素	注射剂	
	乙	578	生物合成高血糖素	注射剂	
XH05	钙稳态药				
	乙	579	鲑降钙素	吸入剂	
	乙	★(579)	鲑降钙素	注射剂	
	乙	580	帕立骨化醇	注射剂	限血透且有继发性甲状旁腺功能亢进的患者

续表

药品分类代码	药品分类	编号	药品名称	剂型	备注
	乙	581	西那卡塞	口服常释剂型	限血透且有继发性甲状旁腺功能亢进的患者
	乙	582	依降钙素	注射剂	
XJ	全身用抗感染药				
XJ01	全身用抗菌药				
XJ01A	四环素类				
	甲	583	多西环素	口服常释剂型	
	乙	★(583)	多西环素	注射剂	限无法使用多西环素口服制剂的患者
	乙	584	米诺环素	口服常释剂型	
	乙	585	替加环素	注射剂	限复杂性腹腔感染、复杂性皮肤及软组织感染、社区获得性肺炎的重症患者,以及多重耐药的鲍曼不动杆菌或碳青霉烯类耐药的肠杆菌感染患者(不包括中枢神经系统、尿路感染)
XJ01B	氯霉素类				
	甲	586	氯霉素	注射剂	
XJ01C	β-内酰胺类抗菌药,青霉素类				
XJ01CA	广谱青霉素类				
	甲	587	阿莫西林	口服常释剂型	

续表

药品分类代码	药品分类	编号	药品名称	剂型	备注
	甲	★（587）	阿莫西林	口服液体剂	限儿童及吞咽困难患者
	甲	★（587）	阿莫西林	颗粒剂	限儿童及吞咽困难患者
	甲	588	氨苄西林	注射剂	
	甲	589	哌拉西林	注射剂	
	乙	590	阿洛西林	注射剂	
	乙	591	美洛西林	注射剂	
XJ01CE	对β-内酰胺酶敏感的青霉素				
	甲	592	苄星青霉素	注射剂	
	甲	593	青霉素	注射剂	
	甲	594	青霉素 V	口服常释剂型	
	甲	★（594）	青霉素 V	颗粒剂	
	乙	595	普鲁卡因青霉素	注射剂	
XJ01CF	对β-内酰胺酶耐受的青霉素				
	甲	596	苯唑西林	口服常释剂型	
	甲	★（596）	苯唑西林	注射剂	
	甲	597	氯唑西林	注射剂	
XJ01CG	β-内酰胺酶抑制剂				
	乙	598	舒巴坦	注射剂	

续表

药品分类代码	药品分类	编号	药品名称	剂型	备注
XJ01CR	青霉素类复方制剂，含 β-内酰胺酶抑制剂				
	甲	599	阿莫西林克拉维酸	口服常释剂型	
	甲	★(599)	阿莫西林克拉维酸	口服液体剂	
	甲	★(599)	阿莫西林克拉维酸	颗粒剂	
	乙	★(599)	阿莫西林克拉维酸	注射剂	
	乙	600	氨苄西林舒巴坦	注射剂	
	乙	601	哌拉西林舒巴坦	注射剂	限有明确药敏试验证据或重症感染的患者
	乙	602	哌拉西林他唑巴坦	注射剂	限有明确药敏试验证据或重症感染的患者
	乙	603	替卡西林克拉维酸	注射剂	
XJ01D	其他 β-内酰胺类抗菌药				
XJ01DB	第一代头孢菌素				
	甲	604	头孢氨苄	口服常释剂型	
	甲	★(604)	头孢氨苄	颗粒剂	
	甲	605	头孢拉定	口服常释剂型	
	甲	606	头孢唑林	注射剂	
	乙	★(605)	头孢拉定	口服液体剂	

续表

药品分类代码	药品分类	编号	药品名称	剂型	备注
	乙	★(605)	头孢拉定	颗粒剂	
	乙	★(605)	头孢拉定	注射剂	
	乙	607	头孢硫脒	注射剂	限有明确药敏试验证据的患者
	乙	608	头孢羟氨苄	口服常释剂型	
	乙	★(608)	头孢羟氨苄	颗粒剂	
XJ01DC	第二代头孢菌素				
	甲	609	头孢呋辛	注射剂	
	甲	★(609)	头孢呋辛酯	口服常释剂型	
	乙	610	头孢丙烯	口服常释剂型	
	乙	★(610)	头孢丙烯	口服液体剂	
	乙	★(610)	头孢丙烯	颗粒剂	
	乙	★(609)	头孢呋辛酯	口服液体剂	
	乙	★(609)	头孢呋辛酯	颗粒剂	
	乙	611	头孢克洛	口服常释剂型	
	乙	★(611)	头孢克洛	口服液体剂	
	乙	★(611)	头孢克洛	颗粒剂	
	乙	★(611)	头孢克洛 头孢克洛Ⅱ	缓释控释剂型	

续表

药品分类代码	药品分类	编号	药品名称	剂型	备注
	乙	612	头孢替安	注射剂	限有明确药敏试验证据或重症感染的患者
	乙	613	头孢美唑	注射剂	限有明确药敏试验证据或重症感染的患者
	乙	614	头孢西丁	注射剂	限有明确药敏试验证据或重症感染的患者
	乙	615	头孢米诺	注射剂	限有明确药敏试验证据或重症感染的患者
XJ01DD	第三代头孢菌素				
	甲	616	头孢曲松	注射剂	
	甲	617	头孢噻肟	注射剂	
	乙	618	拉氧头孢	注射剂	限有明确药敏试验证据或重症感染的患者
	乙	619	头孢地尼	口服常释剂型	
	乙	620	头孢克肟	口服常释剂型	
	乙	★(620)	头孢克肟	口服液体剂	
	乙	★(620)	头孢克肟	颗粒剂	
	乙	621	头孢哌酮舒巴坦	注射剂	限有明确药敏试验证据或重症感染的患者

续表

药品分类代码	药品分类	编号	药品名称	剂型	备注
	乙	622	头孢他啶	注射剂	
	乙	623	头孢唑肟	注射剂	
XJ01DE	第四代头孢菌素				
	乙	624	头孢吡肟	注射剂	限有明确药敏试验证据或重症感染的患者
	乙	625	头孢匹罗	注射剂	限有明确药敏试验证据或重症感染的患者
XJ01DF	单酰胺类				
	乙	626	氨曲南	注射剂	限有明确药敏试验证据或重症感染的患者
XJ01DH	碳青霉烯类				
	乙	627	厄他培南	注射剂	限多重耐药的重症感染
	乙	628	比阿培南	注射剂	限多重耐药的重症感染
	乙	629	美罗培南	注射剂	限多重耐药的重症感染
	乙	630	亚胺培南西司他丁	注射剂	限多重耐药的重症感染
XJ01DI	其他头孢菌素类和青霉烯				
	乙	631	法罗培南	口服常释剂型	限头孢菌素耐药或重症感染患者
	乙	★(631)	法罗培南	颗粒剂	限头孢菌素耐药或重症感染儿童患者

续表

药品分类代码	药品分类	编号	药品名称	剂型	备注
XJ01E	磺胺类及甲氧苄啶				
XJ01EA	甲氧苄啶及其衍生物				
	乙	632	甲氧苄啶	口服常释剂型	
XJ01EC	中效磺胺类				
	甲	633	磺胺嘧啶	口服常释剂型	
	甲	★(633)	磺胺嘧啶	注射剂	
	乙	★(633)	磺胺嘧啶	口服液体剂	
XJ01ED	长效磺胺类药				
	乙	634	磺胺多辛	口服常释剂型	
XJ01EE	包括磺胺衍生物的磺胺类与甲氧苄啶的复方制剂				
	甲	635	复方磺胺甲噁唑	口服常释剂型	
	甲	636	小儿复方磺胺甲噁唑	口服常释剂型	
	乙	★(635)	复方磺胺甲噁唑	注射剂	
	乙	637	联磺甲氧苄啶	口服常释剂型	
	乙	★(636)	小儿复方磺胺甲噁唑	颗粒剂	
	乙	★(636)	小儿复方磺胺甲噁唑	口服散剂	
XJ01F	大环内酯类、林可胺类和链阳菌素类				
XJ01FA	大环内酯类				

药品分类代码	药品分类	编号	药品名称	剂型	备注
	甲	638	阿奇霉素	口服常释剂型	
	甲	★(638)	阿奇霉素	颗粒剂	
	甲	★(481)	红霉素	口服常释剂型	
	甲	★(481)	红霉素	注射剂	
	乙	★(638)	阿奇霉素	口服液体剂	
	乙	★(638)	阿奇霉素	注射剂	
	乙	639	琥乙红霉素	口服常释剂型	
	乙	★(639)	琥乙红霉素	颗粒剂	
	乙	640	环酯红霉素	口服液体剂	
	乙	641	克拉霉素	口服常释剂型	
	乙	★(641)	克拉霉素	颗粒剂	
	乙	642	罗红霉素	口服常释剂型	
	乙	★(642)	罗红霉素	颗粒剂	限儿童
XJ01FF	林可胺类				
	甲	★(485)	克林霉素	注射剂	
	甲	★(485)	克林霉素磷酸酯	注射剂	
	甲	★(485)	克林霉素	口服常释剂型	
	甲	★(485)	克林霉素磷酸酯	口服常释剂型	

续表

药品分类代码	药品分类	编号	药品名称	剂型	备注
	甲	★（485）	克林霉素棕榈酸酯	口服常释剂型	
	甲	643	林可霉素	注射剂	
	乙	★（485）	克林霉素棕榈酸酯	颗粒剂	
	乙	★（485）	克林霉素棕榈酸酯	口服液体剂	限儿童或经口鼻饲管途径给药
	乙	★（643）	林可霉素	口服常释剂型	
XJ01G	氨基糖苷类抗菌药				
XJ01GA	链霉素类				
	甲	644	链霉素	注射剂	
XJ01GB	其他氨基糖苷类				
	甲	645	阿米卡星	注射剂	
	甲	646	庆大霉素	注射剂	
	乙	647	奈替米星	注射剂	
	乙	★（646）	庆大霉素	口服常释剂型	
	乙	648	妥布霉素	注射剂	
	乙	649	依替米星	注射剂	
	乙	650	异帕米星	注射剂	
XJ01M	喹诺酮类抗菌药				
XJ01MA	氟喹诺酮类				

续表

药品分类代码	药品分类	编号	药品名称	剂型	备注
	甲	★(424)	环丙沙星	口服常释剂型	
	甲	★(424)	环丙沙星	注射剂	
	甲	★(478)	诺氟沙星	口服常释剂型	
	甲	651	左氧氟沙星	口服常释剂型	
	甲	★(651)	左氧氟沙星	注射剂	
	乙	★(424)	环丙沙星葡萄糖	注射剂	
	乙	★(424)	环丙沙星氯化钠	注射剂	
	乙	652	吉米沙星	口服常释剂型	限二线用药
	乙	653	莫西沙星	口服常释剂型	
	乙	★(653)	莫西沙星	注射剂	限有明确药敏试验证据的如下感染：急性窦炎、下呼吸道感染、社区获得性肺炎、复杂性腹腔感染
	乙	★(653)	莫西沙星氯化钠	注射剂	限下呼吸道感染、社区获得性肺炎；有明确药敏试验证据的如下感染：急性窦炎、复杂性腹腔感染
	乙	★(651)	左氧氟沙星葡萄糖	注射剂	
	乙	★(651)	左氧氟沙星氯化钠	注射剂	
XJ01MB	其他喹诺酮类药				
	甲	654	吡哌酸	口服常释剂型	

续表

药品分类代码	药品分类	编号	药品名称	剂型	备注
XJ01X	其他抗菌药				
XJ01XA	糖肽类抗菌药				
	乙	655	去甲万古霉素	注射剂	限甲氧西林耐药阳性球菌感染；病原不明的中枢神经系统、心血管系统重症感染及菌血症
	乙	656	替考拉宁	注射剂	限甲氧西林耐药阳性球菌感染的二线治疗
	乙	657	万古霉素	注射剂	限甲氧西林耐药阳性球菌感染；病原不明的中枢神经系统、心血管系统重症感染及菌血症
XJ01XB	多黏菌素类				
	乙	658	多黏菌素 B（多黏菌素）	注射剂	限有药敏试验证据支持的多重耐药细菌感染的联合治疗
XJ01XC	甾类抗菌药				
	乙	★（454）	夫西地酸	注射剂	限甲氧西林耐药阳性球菌感染
XJ01XD	咪唑衍生物				
	甲	★（495）	甲硝唑	口服常释剂型	
	甲	★（495）	甲硝唑	注射剂	
	甲	★（5）	替硝唑	口服常释剂型	

续表

药品分类代码	药品分类	编号	药品名称	剂型	备注
	乙	659	奥硝唑	口服常释剂型	
	乙	★(659)	奥硝唑	注射剂	
	乙	★(659)	奥硝唑氯化钠	注射剂	
	乙	★(659)	奥硝唑葡萄糖	注射剂	
	乙	★(495)	甲硝唑氯化钠	注射剂	
	乙	★(495)	甲硝唑葡萄糖	注射剂	
	乙	★(5)	替硝唑	注射剂	
	乙	★(5)	替硝唑氯化钠	注射剂	
	乙	★(5)	替硝唑葡萄糖	注射剂	
	乙	660	左奥硝唑氯化钠	注射剂	限二线用药
XJ01XE	硝基呋喃衍生物				
	甲	661	呋喃妥因	口服常释剂型	
	甲	662	呋喃唑酮	口服常释剂型	
XJ01XX	其他抗菌药				
	甲	663	磷霉素	注射剂	
	甲	664	鱼腥草素	口服常释剂型	
	乙	665	达托霉素	注射剂	限有证据支持的金黄色葡萄球菌菌血症(含右心心内膜炎)

续表

药品分类代码	药品分类	编号	药品名称	剂型	备注
	乙	666	大观霉素	注射剂	
	乙	667	大蒜素	口服常释剂型	
	乙	★(667)	大蒜素	注射剂	
	乙	668	抗敌素(硫酸黏菌素)	注射剂	
	乙	669	利奈唑胺	口服常释剂型	限万古霉素治疗不耐受的重症感染的二线治疗;限耐万古霉素的肠球菌感染
	乙	★(669)	利奈唑胺葡萄糖	注射剂	限万古霉素治疗不耐受的重症感染的二线治疗;限耐万古霉素的肠球菌感染
	乙	★(663)	磷霉素	口服常释剂型	
	乙	670	磷霉素氨丁三醇	口服散剂	
	乙	★(670)	磷霉素氨丁三醇	颗粒剂	
	乙	671	黏菌素	口服常释剂型	
	乙	672	青霉素皮试剂	注射剂	
XJ02	全身用抗真菌药				
XJ02A	全身用抗真菌药				
XJ02AA	抗生素类				
	甲	673	两性霉素 B	注射剂	

续表

药品分类代码	药品分类	编号	药品名称	剂型	备注
	乙	★（673）	两性霉素 B	脂质体注射剂	限因肾损伤或药物毒性而不能使用有效剂量两性霉素 B 的患者
XJ02AC	三唑类衍生物				
	甲	674	氟康唑	口服常释剂型	
	乙	675	伏立康唑	口服常释剂型	限有明确的重度免疫缺陷诊断并发严重真菌感染的临床证据；曲霉菌肺炎或中枢神经系统感染
	乙	★（675）	伏立康唑	口服液体剂	限有明确的重度免疫缺陷诊断并发严重真菌感染的临床证据；曲霉菌肺炎或中枢神经系统感染
	乙	★（675）	伏立康唑	注射剂	限有明确的重度免疫缺陷诊断并发严重真菌感染的临床证据；曲霉菌肺炎或中枢神经系统感染
	乙	★（674）	氟康唑	颗粒剂	
	乙	★（674）	氟康唑	注射剂	
	乙	★（674）	氟康唑氯化钠	注射剂	
	乙	★（674）	氟康唑葡萄糖	注射剂	
	乙	676	伊曲康唑	口服常释剂型	
	乙	★（676）	伊曲康唑	颗粒剂	

续表

药品分类代码	药品分类	编号	药品名称	剂型	备注
	乙	★（676）	伊曲康唑	口服液体剂	限有 HIV 诊断或免疫缺陷患者口腔或食道真菌感染
	乙	★（676）	伊曲康唑	注射剂	限重症侵袭性真菌感染
XJ02AX	其他全身用抗真菌药				
	甲	★（496）	制霉素	口服常释剂型	
	乙	677	氟胞嘧啶	口服常释剂型	
	乙	★（677）	氟胞嘧啶	注射剂	
	乙	678	卡泊芬净	注射剂	限三唑类衍生物无效的念珠菌血症；其他治疗无效或不耐受的侵袭性曲霉菌病的二线治疗
	乙	679	米卡芬净	注射剂	限三唑类衍生物无效的念珠菌血症；其他治疗无效或不耐受的侵袭性曲霉菌病的二线治疗
XJ04	抗分枝杆菌药				
XJ04A	治疗结核病药				
XJ04AA	氨基水杨酸及其衍生物				
	甲	680	对氨基水杨酸钠	口服常释剂型	
	甲	★（680）	对氨基水杨酸钠	注射剂	

续表

药品分类代码	药品分类	编号	药品名称	剂型	备注
XJ04AB	抗生素类				
	甲	681	利福喷丁	口服常释剂型	
	甲	682	利福平	注射剂	
	甲	★(682)	利福平 利福平Ⅱ	口服常释剂型	
	乙	683	环丝氨酸	口服常释剂型	
	乙	684	卷曲霉素	注射剂	
	乙	685	利福布汀	口服常释剂型	
	乙	686	利福霉素	注射剂	
XJ04AC	酰肼类				
	甲	687	异烟肼	口服常释剂型	
	甲	★(687)	异烟肼	注射剂	
	乙	688	帕司烟肼(对氨基水杨酸异烟肼)	口服常释剂型	
XJ04AD	硫脲衍生物				
	乙	689	丙硫异烟胺	口服常释剂型	
XJ04AK	其他治疗结核病药				
	甲	690	吡嗪酰胺	口服常释剂型	
	甲	691	乙胺丁醇	口服常释剂型	

续表

药品分类代码	药品分类	编号	药品名称	剂型	备注
XJ04AM	治疗结核病的复方制剂				
	乙	692	乙胺吡嗪利福异烟 乙胺吡嗪利福异烟Ⅱ	口服常释剂型	
	乙	693	乙胺利福异烟	口服常释剂型	
	乙	694	异福(利福平异烟肼)	口服常释剂型	
	乙	695	异福酰胺	口服常释剂型	
XJ04B	治疗麻风病药				
XJ04BA	治疗麻风病药				
	甲	696	氨苯砜	口服常释剂型	
	乙	697	氯法齐明	口服常释剂型	
XJ05	全身用抗病毒药				
XJ05A	直接作用的抗病毒药				
XJ05AB	核苷和核苷酸类,逆转录酶抑制剂除外				
	甲	★(452)	阿昔洛韦	口服常释剂型	
	甲	698	利巴韦林	口服常释剂型	
	乙	★(698)	利巴韦林	注射剂	
	乙	★(452)	阿昔洛韦	颗粒剂	
	乙	★(452)	阿昔洛韦	注射剂	
	乙	699	伐昔洛韦	口服常释剂型	

续表

药品分类代码	药品分类	编号	药品名称	剂型	备注
	乙	700	泛昔洛韦	口服常释剂型	
	乙	701	更昔洛韦	口服常释剂型	
	乙	★(701)	更昔洛韦	注射剂	
XJ05AC	环胺类				
	乙	702	金刚乙胺	口服常释剂型	
	乙	★(702)	金刚乙胺	口服液体剂	
	乙	★(702)	金刚乙胺	颗粒剂	
XJ05AD	膦酸衍生物				
	乙	703	膦甲酸钠	注射剂	
	乙	★(703)	膦甲酸钠氯化钠	注射剂	
	乙	★(703)	膦甲酸钠葡萄糖	注射剂	
XJ05AF	核苷及核苷酸逆转录酶抑制剂				
	乙	704	阿德福韦酯	口服常释剂型	
	乙	705	恩曲他滨	口服常释剂型	限艾滋病病毒感染
	乙	706	恩曲他滨替诺福韦	口服常释剂型	限艾滋病病毒感染
	乙	707	恩替卡韦	口服常释剂型	
	乙	708	拉米夫定	口服常释剂型	限有活动性乙型肝炎的明确诊断及检验证据或母婴乙肝传播阻断

续表

药品分类代码	药品分类	编号	药品名称	剂型	备注
	乙	709	齐多夫定	口服液体剂	限艾滋病病毒感染
	乙	★(709)	齐多夫定	注射剂	限艾滋病病毒感染
	乙	710	替比夫定	口服常释剂型	限有活动性乙型肝炎的明确诊断及检验证据或母婴乙肝传播阻断
	乙	711	替诺福韦二吡呋酯	口服常释剂型	
	乙	712	丙酚替诺福韦	口服常释剂型	限慢性乙型肝炎患者
XJ05AG	非核苷逆转录酶抑制剂				
	乙	713	利匹韦林	口服常释剂型	限艾滋病病毒感染
XJ05AH	神经氨酶抑制剂				
	乙	714	奥司他韦	口服常释剂型	限流感重症高危人群及重症患者的抗流感病毒治疗
	乙	★(714)	奥司他韦	颗粒剂	限流感重症高危人群及重症患者的抗流感病毒治疗
	乙	715	帕拉米韦氯化钠	注射剂	限流感重症高危人群及重症患者的抗流感病毒治疗
XJ05AR	艾滋病毒感染的抗病毒药物				
	甲	716	抗艾滋病用药		◇
	乙	717	齐多拉米双夫定	口服常释剂型	限艾滋病病毒感染

续表

药品分类代码	药品分类	编号	药品名称	剂型	备注
	乙	718	洛匹那韦利托那韦	口服常释剂型	限艾滋病病毒感染
XJ05AX	其他抗病毒药				
	乙	719	阿比多尔	口服常释剂型	限重症流感高危人群及重症患者的抗流感病毒治疗
XJ06	免疫血清及免疫球蛋白				
XJ06A	免疫血清				
	甲	720	白喉抗毒素	注射剂	
	甲	721	多价气性坏疽抗毒素	注射剂	
	甲	722	抗狂犬病血清	注射剂	
	甲	723	抗蝮蛇毒血清	注射剂	
	甲	724	抗五步蛇毒血清	注射剂	
	甲	725	抗眼镜蛇毒血清	注射剂	
	甲	726	抗银环蛇毒血清	注射剂	
	甲	727	破伤风抗毒素	注射剂	
	甲	728	肉毒抗毒素	注射剂	
	乙	729	A 型肉毒毒素	注射剂	限工伤保险
XJ06B	免疫球蛋白类				
XJ06BA	普通人免疫球蛋白				

续表

药品分类代码	药品分类	编号	药品名称	剂型	备注
	乙	730	静注人免疫球蛋白(pH4)	注射剂	限原发性免疫球蛋白缺乏症;新生儿败血症;重型原发性免疫性血小板减少症;川崎病;全身型重症肌无力;急性格林巴利综合征
	乙	731	人免疫球蛋白	注射剂	限麻疹和传染性肝炎接触者的预防治疗
XJ06BB	特异性免疫球蛋白				
	乙	732	破伤风人免疫球蛋白	注射剂	
	乙	733	马破伤风免疫球蛋白	注射剂	
	乙	734	人狂犬病免疫球蛋白	注射剂	
XJ07	疫苗类				
	甲	735	抗炭疽血清	注射剂	
	乙	736	人用狂犬病疫苗(Vero 细胞)	注射剂	限工伤保险
	乙	★(736)	人用狂犬病疫苗(地鼠肾细胞)	注射剂	限工伤保险
	乙	★(736)	人用狂犬病疫苗(鸡胚细胞)	注射剂	限工伤保险
	乙	★(736)	人用狂犬病疫苗(人二倍体细胞)	注射剂	限工伤保险

续表

药品分类代码	药品分类	编号	药品名称	剂型	备注
XL	抗肿瘤药及免疫调节剂				
XL01	抗肿瘤药				
XL01A	烷化剂类				
XL01AA	氮芥类似物				
	甲	737	氮芥	注射剂	
	甲	738	环磷酰胺	口服常释剂型	
	甲	★(738)	环磷酰胺	注射剂	
	乙	739	苯丁酸氮芥	口服常释剂型	
	乙	740	美法仑	口服常释剂型	
	乙	741	硝卡芥	注射剂	
	乙	742	异环磷酰胺	注射剂	
	乙	743	苯达莫司汀	注射剂	
XL01AB	烷基磺酸盐				
	甲	744	白消安	口服常释剂型	
	乙	★(744)	白消安	注射剂	
XL01AD	亚硝基脲类				
	甲	745	司莫司汀	口服常释剂型	
	乙	746	福莫司汀	注射剂	
	乙	747	卡莫司汀	注射剂	

续表

药品分类代码	药品分类	编号	药品名称	剂型	备注
	乙	748	洛莫司汀	口服常释剂型	
	乙	749	尼莫司汀	注射剂	
XL01AX	其他烷化剂				
	甲	750	塞替派	注射剂	
	乙	751	达卡巴嗪	注射剂	
	乙	752	替莫唑胺	口服常释剂型	限多形性胶质母细胞瘤、间变性星形细胞瘤
XL01B	抗代谢药				
XL01BA	叶酸类似物				
	甲	753	甲氨蝶呤	注射剂	
	乙	754	培美曲塞	注射剂	限局部晚期或转移性非鳞状细胞型非小细胞肺癌；恶性胸膜间皮瘤
	乙	755	雷替曲塞	注射剂	限氟尿嘧啶类药物不耐受的晚期结直肠癌患者
XL01BB	嘌呤类似物				
	甲	756	巯嘌呤	口服常释剂型	
	乙	757	氟达拉滨	口服常释剂型	限 B 细胞慢性淋巴细胞白血病或滤泡淋巴瘤

续表

药品分类代码	药品分类	编号	药品名称	剂型	备注
	乙	★(757)	氟达拉滨	注射剂	限B细胞慢性淋巴细胞白血病或滤泡淋巴瘤
	乙	758	硫鸟嘌呤	口服常释剂型	
XL01BC	嘧啶类似物				
	甲	759	阿糖胞苷	注射剂	
	甲	★(455)	氟尿嘧啶	口服常释剂型	
	甲	★(455)	氟尿嘧啶	注射剂	
	乙	760	地西他滨	注射剂	限IPSS评分系统中的中危-2和高危的初治、复治骨髓增生异常综合征患者
	乙	★(455)	氟尿嘧啶氯化钠	注射剂	
	乙	★(455)	氟尿嘧啶葡萄糖	注射剂	
	乙	761	吉西他滨	注射剂	
	乙	762	卡莫氟	口服常释剂型	
	乙	763	卡培他滨	口服常释剂型	
	乙	764	去氧氟尿苷	口服常释剂型	
	乙	765	替吉奥	口服常释剂型	
	乙	766	替加氟	栓剂	
	乙	★(766)	替加氟	注射剂	

续表

药品分类代码	药品分类	编号	药品名称	剂型	备注
	乙	★(766)	替加氟氯化钠	注射剂	
	乙	767	阿扎胞苷	注射剂	限成年患者,并满足以下条件:1. 国际预后评分系统(IPSS)中的中危-2及高危骨髓增生异常综合征(MDS);2. 慢性粒-单核细胞白血病(CMML);3. 按照世界卫生组织(WHO)分类的急性髓系白血病(AML)、骨髓原始细胞为20%~30%伴多系发育异常的治疗
XL01C	植物生物碱及其他天然药物				
XL01CA	长春花生物碱类及其类似药				
	甲	768	长春新碱	注射剂	
	乙	769	长春地辛	注射剂	
	乙	770	长春瑞滨	口服常释剂型	
	乙	★(770)	长春瑞滨	注射剂	
XL01CB	鬼臼毒素衍生物				
	甲	771	依托泊苷	注射剂	
	乙	772	替尼泊苷	注射剂	
	乙	773	托泊替康	口服常释剂型	
	乙	★(773)	托泊替康	注射剂	
	乙	774	伊立替康	注射剂	

续表

药品分类代码	药品分类	编号	药品名称	剂型	备注
	乙	★(771)	依托泊苷	口服常释剂型	
XL01CD	紫杉烷类				
	甲	775	紫杉醇	注射剂	
	乙	776	多西他赛	注射剂	
	乙	★(775)	紫杉醇(白蛋白结合型)	注射剂	限联合化疗失败的转移性乳腺癌或辅助化疗后6个月内复发的乳腺癌患者
XL01CX	其他植物生物碱及天然药物				
	甲	777	高三尖杉酯碱	注射剂	
	甲	778	羟喜树碱	注射剂	
	乙	779	斑蝥酸钠维生素 B_6	注射剂	限晚期原发性肝癌、晚期肺癌
	乙	★(777)	高三尖杉酯碱氯化钠	注射剂	
	乙	780	榄香烯	口服液体剂	限晚期食管癌或晚期胃癌改善症状的辅助治疗
	乙	★(780)	榄香烯	注射剂	限癌性胸腹水患者
	乙	781	羟基喜树碱氯化钠	注射剂	
	乙	782	三尖杉酯碱	注射剂	
XL01D	细胞毒类抗生素及相关药物				
XL01DA	放线菌素类				

续表

药品分类代码	药品分类	编号	药品名称	剂型	备注
	甲	783	放线菌素 D	注射剂	
XL01DB	蒽环类及相关药物				
	甲	784	多柔比星	注射剂	
	甲	785	柔红霉素	注射剂	
	乙	786	阿柔比星	注射剂	
	乙	787	吡柔比星	注射剂	
	乙	788	表柔比星	注射剂	
	乙	789	米托蒽醌	注射剂	
	乙	★(789)	米托蒽醌葡萄糖	注射剂	
	乙	★(789)	米托蒽醌氯化钠	注射剂	
	乙	790	伊达比星	注射剂	限二线用药
XL01DC	其他细胞毒类抗生素				
	甲	791	平阳霉素	注射剂	
	甲	792	丝裂霉素	注射剂	
	乙	793	博来霉素	注射剂	
XL01X	其他抗肿瘤药				
XL01XA	铂化合物				
	甲	794	卡铂	注射剂	

续表

药品分类代码	药品分类	编号	药品名称	剂型	备注
	甲	795	顺铂	注射剂	
	乙	796	奥沙利铂	注射剂	
	乙	797	洛铂	注射剂	
	乙	798	奈达铂	注射剂	
	乙	★(795)	顺铂氯化钠	注射剂	
	乙	★(796)	奥沙利铂甘露醇	注射剂	
XL01XB	甲基肼类				
XL01XC	单克隆抗体				
	乙	799	利妥昔单抗	注射剂	限复发或耐药的滤泡性中央型淋巴瘤(国际工作分类B、C和D亚型的B细胞非霍奇金淋巴瘤),CD20阳性Ⅲ~Ⅳ期滤泡性非霍奇金淋巴瘤,CD20阳性弥漫大B细胞性非霍奇金淋巴瘤;支付不超过8个疗程
	乙	800	曲妥珠单抗	注射剂	限以下情况方可支付:1. HER2阳性的转移性乳腺癌;2. HER2阳性的早期乳腺癌患者的辅助和新辅助治疗,支付不超过12个月;3. HER2阳性的转移性胃癌患者

续表

药品分类代码	药品分类	编号	药品名称	剂型	备注
	乙	801	贝伐珠单抗	注射剂	1. 转移性结直肠癌：贝伐珠单抗联合以氟嘧啶为基础的化疗适用于转移性结直肠癌患者的治疗；2. 晚期、转移性或复发性非小细胞肺癌：贝伐珠单抗联合以铂类为基础的化疗用于不可切除的晚期、转移性或复发性非鳞状细胞非小细胞肺癌患者的一线治疗；3. 复发性胶质母细胞瘤（rGBM）：贝伐珠单抗用于成人复发性胶质母细胞瘤患者的治疗；4. 肝细胞癌（HCC）：本品联合阿替利珠单抗治疗既往未接受过全身系统性治疗的不可切除肝细胞癌患者
XL01XE	蛋白激酶抑制剂				
	乙	802	吉非替尼	口服常释剂型	限 EGFR 基因敏感突变的晚期非小细胞肺癌
	乙	803	伊马替尼	口服常释剂型	限有慢性髓性白血病诊断并有费城染色体阳性的检验证据的患者；有急性淋巴细胞白血病诊断并有费城染色体阳性的检验证据的儿童患者；难治的或复发的费城染色体阳性的急性淋巴细胞白血病成人患者；胃肠间质瘤患者

续表

药品分类代码	药品分类	编号	药品名称	剂型	备注
	乙	804	达沙替尼	口服常释剂型	限对伊马替尼耐药或不耐受的慢性髓细胞白血病患者
	乙	805	阿法替尼	口服常释剂型	限以下情况方可支付：1. 具有 EGFR 基因敏感突变的局部晚期或转移性非小细胞肺癌，既往未接受过 EGFR-TKI 治疗；2. 含铂化疗期间或化疗后疾病进展的局部晚期或转移性鳞状组织学类型的非小细胞肺癌
	乙	806	舒尼替尼	口服常释剂型	限以下情况方可支付：1. 不能手术的晚期肾细胞癌（RCC）；2. 甲磺酸伊马替尼治疗失败或不耐受的胃肠间质瘤（GIST）；3. 不可切除的，转移性高分化进展期胰腺神经内分泌瘤（pNET）成人患者
	乙	807	硼替佐米	注射剂	限多发性骨髓瘤、复发或难治性套细胞淋巴瘤患者，并满足以下条件：1. 每 2 个疗程需提供治疗有效的证据后方可继续支付；2. 由三级医院血液专科或血液专科医院医师处方
	乙	808	索拉非尼	口服常释剂型	限以下情况方可支付：1. 不能手术的肾细胞癌；2. 不能手术或远处转移的肝细胞癌；3. 放射性碘治疗无效的局部复发或转移性、分化型甲状腺癌

续表

药品分类代码	药品分类	编号	药品名称	剂型	备注
	乙	809	厄洛替尼	口服常释剂型	限表皮生长因子受体（EGFR）基因敏感突变的晚期非小细胞肺癌患者
XL01XX	其他抗肿瘤药				
	甲	810	门冬酰胺酶	注射剂	
	甲	811	羟基脲	口服常释剂型	
	甲	★（482）	维 A 酸	口服常释剂型	
	乙	812	安吖啶	注射剂	
	乙	813	雌莫司汀	口服常释剂型	
	乙	814	甘氨双唑钠	注射剂	限头颈部恶性肿瘤
	乙	815	六甲蜜胺	口服常释剂型	
	乙	816	亚砷酸（三氧化二砷）	注射剂	
	乙	★（816）	亚砷酸氯化钠	注射剂	
XL02	内分泌治疗用药				
XL02A	激素类及相关药物				
	乙	817	丙氨瑞林	注射剂	
	乙	818	戈那瑞林	注射剂	
	乙	819	亮丙瑞林	微球注射剂	
	乙	★（819）	亮丙瑞林	缓释微球注射剂	

续表

药品分类代码	药品分类	编号	药品名称	剂型	备注
	乙	820	曲普瑞林	注射剂	
XL02B	激素拮抗剂及相关药物				
	甲	821	他莫昔芬	口服常释剂型	
	乙	822	阿那曲唑	口服常释剂型	
	乙	823	比卡鲁胺	口服常释剂型	
	乙	824	氟他胺	口服常释剂型	
	乙	825	来曲唑	口服常释剂型	
	乙	826	托瑞米芬	口服常释剂型	
	乙	827	依西美坦	口服常释剂型	
	乙	828	阿比特龙	口服常释剂型	限转移性去势抵抗性前列腺癌、新诊断的高危转移性内分泌治疗敏感性前列腺癌
	乙	829	氟维司群	注射剂	限芳香化酶抑制剂治疗失败后的晚期、激素受体(ER/PR)阳性乳腺癌治疗
XL03	免疫兴奋剂				
XL03A	免疫兴奋剂				
XL03AA	集落刺激因子				

续表

药品分类代码	药品分类	编号	药品名称	剂型	备注
	乙	830	聚乙二醇化人粒细胞刺激因子(聚乙二醇化重组人粒细胞刺激因子)	注射剂	限前次化疗曾发生重度中性粒细胞减少合并发热的患者
	乙	831	人粒细胞刺激因子(重组人粒细胞刺激因子)	注射剂	限放化疗后的骨髓抑制
	乙	★(831)	重组人粒细胞刺激因子(CHO 细胞)	注射剂	限放化疗后的骨髓抑制
	乙	832	人粒细胞巨噬细胞刺激因子(重组人粒细胞巨噬细胞刺激因子)	注射剂	限放化疗后的骨髓抑制
XL03AB	干扰素类				
	乙	833	聚乙二醇干扰素 α-2a	注射剂	限丙肝、慢性活动性乙肝,连续使用 6 个月无效时停药,连续使用不超过 12 个月
	乙	834	聚乙二醇干扰素 α-2b	注射剂	限丙肝、慢性活动性乙肝,连续使用 6 个月无效时停药,连续使用不超过 12 个月
	乙	835	人干扰素 α-1b(重组人干扰素 α-1b)	注射剂	限白血病、淋巴瘤、黑色素瘤、肾癌、多发性骨髓瘤、丙肝、慢性活动性乙肝;丙肝、慢性活动性乙肝连续使用 6 个月无效时停药,连续使用不超过 12 个月

续表

药品分类代码	药品分类	编号	药品名称	剂型	备注
	乙	836	人干扰素 α-2a(重组人干扰素 α-2a)	注射剂	限白血病、淋巴瘤、黑色素瘤、肾癌、多发性骨髓瘤、丙肝、慢性活动性乙肝;丙肝、慢性活动性乙肝连续使用 6 个月无效时停药,连续使用不超过 12 个月
	乙	★(836)	人干扰素 α-2a[重组人干扰素 α-2a(酵母)]	注射剂	限白血病、淋巴瘤、黑色素瘤、肾癌、多发性骨髓瘤、丙肝、慢性活动性乙肝;丙肝、慢性活动性乙肝连续使用 6 个月无效时停药,连续使用不超过 12 个月
	乙	837	人干扰素 α-2b(重组人干扰素 α-2b)	注射剂	限白血病、淋巴瘤、黑色素瘤、肾癌、多发性骨髓瘤、丙肝、慢性活动性乙肝;丙肝、慢性活动性乙肝连续使用 6 个月无效时停药,连续使用不超过 12 个月
	乙	★(837)	人干扰素 α-2b[重组人干扰素 α-2b(假单胞菌)]	注射剂	限白血病、淋巴瘤、黑色素瘤、肾癌、多发性骨髓瘤、丙肝、慢性活动性乙肝;丙肝、慢性活动性乙肝连续使用 6 个月无效时停药,连续使用不超过 12 个月

续表

药品分类代码	药品分类	编号	药品名称	剂型	备注
	乙	★（837）	人干扰素 α-2b［重组人干扰素 α-2b（酵母）］	注射剂	限白血病、淋巴瘤、黑色素瘤、肾癌、多发性骨髓瘤、丙肝、慢性活动性乙肝；丙肝、慢性活动性乙肝连续使用 6 个月无效时停药，连续使用不超过 12 个月
XL03AC	白介素类				
	乙	838	人白介素-11（重组人白介素-11）	注射剂	限放化疗引起的严重血小板减少患者
	乙	★（838）	重组人白介素-11（Ⅰ）	注射剂	限放化疗引起的严重血小板减少患者
	乙	★（838）	人白介素-11［重组人白介素-11（酵母）］	注射剂	限放化疗引起的严重血小板减少患者
	乙	839	人白介素-2（重组人白介素-2）	注射剂	限肾细胞癌、黑色素瘤、癌性胸腹腔积液
	乙	★（839）	人白介素-2（Ⅰ）［重组人白介素-2（Ⅰ）］	注射剂	限肾细胞癌、黑色素瘤、癌性胸腹腔积液
	乙	★（839）	重组人白介素-2（^{125}Ala）	注射剂	限肾细胞癌、黑色素瘤、癌性胸腹腔积液
	乙	★（839）	重组人白介素-2（^{125}Ser）	注射剂	限肾细胞癌、黑色素瘤、癌性胸腹腔积液

续表

药品分类代码	药品分类	编号	药品名称	剂型	备注
XL03AX	其他免疫增强剂				
	甲	840	肌苷	注射剂	
	乙	841	氨肽素	口服常释剂型	
	乙	842	草分枝杆菌 F. U. 36	注射剂	
	乙	843	鲨肝醇	口服常释剂型	
	乙	844	腺嘌呤(维生素 B_4)	口服常释剂型	
	乙	845	胸腺法新	注射剂	限工伤保险
XL04	免疫抑制剂				
XL04A	免疫抑制剂				
XL04AA	选择性免疫抑制剂				
	乙	846	来氟米特	口服常释剂型	
	乙	847	吗替麦考酚酯	口服常释剂型	限器官移植后的抗排异反应和Ⅲ～Ⅴ型狼疮性肾炎的患者
	乙	★(847)	吗替麦考酚酯	口服液体剂	限口服吞咽困难的器官移植后的抗排异反应
	乙	848	麦考酚钠	口服常释剂型	限器官移植后的抗排异反应
	乙	849	西罗莫司	口服常释剂型	限器官移植后的抗排异反应
	乙	★(849)	西罗莫司	口服液体剂	限器官移植后的抗排异反应

续表

药品分类代码	药品分类	编号	药品名称	剂型	备注
	乙	850	抗人T细胞兔免疫球蛋白	注射剂	限器官移植排斥反应高危人群的诱导治疗;急性排斥反应的治疗;重型再生障碍性贫血
	乙	851	兔抗人胸腺细胞免疫球蛋白	注射剂	限器官移植排斥反应高危人群的诱导治疗;急性排斥反应的治疗;重型再生障碍性贫血
	乙	852	抗人T细胞猪免疫球蛋白	注射剂	限器官移植排斥反应高危人群的诱导治疗;急性排斥反应的治疗;重型再生障碍性贫血;原发性血小板减少性紫癜
	乙	853	巴利昔单抗	注射剂	限器官移植的诱导治疗
	乙	854	托法替布	口服常释剂型	限诊断明确的类风湿关节炎经传统DMARDs治疗3~6个月疾病活动度下降低于50%者,并需风湿病专科医师处方
XL04AB	肿瘤坏死因子α(TNF-α)抑制剂				
	乙	855	重组人Ⅱ型肿瘤坏死因子受体-抗体融合蛋白	注射剂	限诊断明确的类风湿关节炎经传统DMARDs治疗3~6个月疾病活动度下降低于50%者;诊断明确的强直性脊柱炎(不含放射学前期中轴性脊柱关节炎)NSAIDs充分治疗3个月疾病活动度下降低于50%者;并需风湿病专科医师处方。限成人重度斑块状银屑病

续表

药品分类代码	药品分类	编号	药品名称	剂型	备注
	乙	856	戈利木单抗	注射剂	限诊断明确的类风湿关节炎经传统DMARDs治疗3～6个月疾病活动度下降低于50%者;诊断明确的强直性脊柱炎(不含放射学前期中轴性脊柱关节炎)NSAIDs充分治疗3个月疾病活动度下降低于50%者;并需风湿病专科医师处方
	乙	857	阿达木单抗	注射剂	1. 类风湿关节炎:本品与甲氨蝶呤合用,用于治疗对改善病情抗风湿药(DMARDs),包括甲氨蝶呤疗效不佳的成年中重度活动性类风湿关节炎患者。本品与甲氨蝶呤联合用药,可以减缓患者关节损伤的进展(X射线显示),并且可以改善身体机能。2. 强直性脊柱炎:用于常规治疗效果不佳的成年重度活动性强直性脊柱炎患者。3. 银屑病:本品适用于需要进行系统治疗的成年中重度慢性斑块状银屑病患者。4. 克罗恩病:用于充足皮质类固醇和/或免疫抑制治疗应答不充分、不耐受或禁忌的中重度活动性克罗恩病成年患者。5. 葡萄膜炎:本品适用于治疗对糖皮质激素应答不充分、需要节制使用糖皮质激素,或不适合进行糖皮质激素治疗的成年非感染性中间葡萄膜炎、后葡萄膜炎和全葡

药品分类代码	药品分类	编号	药品名称	剂型	备注
					葡膜炎患者。6. 多关节型幼年特发性关节炎：本品与甲氨蝶呤合用，用于治疗对一种或多种改善病情抗风湿药（DMARDs）疗效不佳的2岁及2岁以上活动性多关节型幼年特发性关节炎患者。当患者无法耐受甲氨蝶呤治疗，或者连续使用甲氨蝶呤治疗效果不佳时，本品可作为单药治疗。本品尚未在此适应证的2岁以下患儿中进行过研究。7. 儿童斑块状银屑病：用于治疗对局部治疗和光疗疗效不佳或不适于该类治疗的4岁及4岁以上儿童与青少年的重度慢性斑块状银屑病。本品应只给予将会被密切监测并由医师定期随访的患者。8. 儿童克罗恩病：本品适用于对糖皮质激素或免疫调节剂（如硫唑嘌呤、6-巯基嘌呤、甲氨蝶呤）应答不足的6岁及6岁以上的中重度活动性克罗恩病的患儿减轻症状和体征，诱导和维持临床缓解
XL04AC	白介素抑制剂				
	乙	858	托珠单抗	注射剂	限全身型幼年特发性关节炎的二线治疗；限诊断明确的类风湿关节炎经传统 DMARDs 治疗3～6个月疾病活动度下降低于50%者

续表

药品分类代码	药品分类	编号	药品名称	剂型	备注
XL04AD	钙神经素抑制剂				
	甲	859	环孢素	口服常释剂型	
	甲	★(859)	环孢素	口服液体剂	
	甲	★(859)	环孢素	注射剂	
	乙	★(494)	他克莫司	口服常释剂型	
	乙	★(494)	他克莫司	缓释控释剂型	
XL04AX	其他免疫抑制剂				
	甲	★(753)	甲氨蝶呤	口服常释剂型	
	甲	860	硫唑嘌呤	口服常释剂型	
	乙	861	吡非尼酮	口服常释剂型	限特发性肺纤维化
	乙	862	咪唑立宾	口服常释剂型	限器官移植后的排异反应
	乙	863	沙利度胺	口服常释剂型	
	乙	864	来那度胺	口服常释剂型	限曾接受过至少一种疗法的多发性骨髓瘤的成年患者,并满足以下条件:1. 每2个疗程需提供治疗有效的证据后方可继续支付;2. 由三级医院血液专科或血液专科医院医师处方
XM	肌肉-骨骼系统药物				
XM01	抗炎和抗风湿药				

续表

药品分类代码	药品分类	编号	药品名称	剂型	备注
XM01A	非甾体类抗炎和抗风湿药				
XM01AB	醋酸衍生物及相关药物				
	甲	865	双氯芬酸	口服常释剂型	
	甲	★(865)	双氯芬酸 双氯芬酸Ⅰ 双氯芬酸Ⅲ 双氯芬酸Ⅳ 双氯芬酸Ⅴ	缓释控释剂型	
	甲	866	吲哚美辛	栓剂	
	乙	★(865)	双氯芬酸	双释放肠溶胶囊	
	乙	★(865)	双氯芬酸	肠溶缓释胶囊	
	乙	★(865)	双氯芬酸 双氯芬酸Ⅱ	栓剂	
	乙	867	氨糖美辛	口服常释剂型	
	乙	868	醋氯芬酸	口服常释剂型	
	乙	869	舒林酸	口服常释剂型	
	乙	870	酮咯酸氨丁三醇	注射剂	限手术后疼痛或严重急性疼痛的短期治疗
	乙	★(866)	吲哚美辛	口服常释剂型	

续表

药品分类代码	药品分类	编号	药品名称	剂型	备注
	乙	★(866)	吲哚美辛	缓释控释剂型	
XM01AC	昔康类				
	乙	871	吡罗昔康	口服常释剂型	
	乙	872	氯诺昔康	注射剂	
	乙	873	美洛昔康	口服常释剂型	
XM01AE	丙酸衍生物				
	甲	874	布洛芬	口服常释剂型	
	甲	875	小儿布洛芬	栓剂	
	乙	★(874)	布洛芬	口服液体剂	
	乙	★(874)	布洛芬	缓释控释剂型	
	乙	★(874)	布洛芬	颗粒剂	
	乙	★(874)	布洛芬	乳膏剂	
	乙	★(874)	布洛芬	注射剂	
	乙	876	氟比洛芬	贴膏剂	
	乙	★(876)	氟比洛芬	巴布膏剂	
	乙	★(876)	氟比洛芬	凝胶贴膏剂	
	乙	877	氟比洛芬酯	注射剂	限不能口服药物或口服药物效果不理想的术后镇痛

续表

药品分类代码	药品分类	编号	药品名称	剂型	备注
	乙	878	精氨酸布洛芬	颗粒剂	
	乙	879	洛索洛芬	口服常释剂型	
	乙	★(879)	洛索洛芬	贴剂	
	乙	★(879)	洛索洛芬	贴膏剂	
	乙	880	萘普生	口服常释剂型	
	乙	★(880)	萘普生	缓释控释剂型	
	乙	881	右旋布洛芬	口服液体剂	限儿童
XM01AH	昔布类				
	乙	882	艾瑞昔布	口服常释剂型	限二线用药
	乙	883	帕瑞昔布	注射剂	限不能口服药物或口服药物效果不理想的术后镇痛
	乙	884	塞来昔布	口服常释剂型	
	乙	885	依托考昔	口服常释剂型	
XM01AX	其他非甾体类抗炎和抗风湿药				
	甲	886	萘丁美酮	口服常释剂型	
	甲	887	尼美舒利	口服常释剂型	
	乙	888	艾拉莫德	口服常释剂型	限活动性类风湿关节炎患者的二线治疗

续表

药品分类代码	药品分类	编号	药品名称	剂型	备注
	乙	889	氨基葡萄糖	口服常释剂型	限工伤保险
	乙	890	白芍总苷	口服常释剂型	
	乙	891	草乌甲素	口服常释剂型	
XM01C	特异性抗风湿药				
	甲	892	青霉胺	口服常释剂型	
XM02	关节和肌肉痛局部用药				
	乙	893	汉防己甲素	口服常释剂型	限单纯硅肺和煤硅肺
	乙	★(893)	汉防己甲素	注射剂	限单纯硅肺和煤硅肺
	乙	894	双氯芬酸二乙胺	凝胶剂	
	乙	895	樟脑	软膏剂	
	乙	★(895)	樟脑	外用液体剂	
	乙	★(895)	樟脑	酊剂	
XM03	肌肉松弛药				
	甲	896	阿曲库铵	注射剂	
	甲	897	氯化琥珀胆碱	注射剂	
	甲	898	维库溴铵	注射剂	
	乙	899	巴氯芬	口服常释剂型	
	乙	900	苯磺顺阿曲库铵	注射剂	

续表

药品分类代码	药品分类	编号	药品名称	剂型	备注
	乙	901	复方氯唑沙宗	口服常释剂型	
	乙	902	罗库溴铵	注射剂	
	乙	903	米库氯铵	注射剂	
	乙	904	哌库溴铵	注射剂	
	乙	905	替扎尼定	口服常释剂型	
	乙	906	乙哌立松	口服常释剂型	
XM04	抗痛风药				
	甲	907	别嘌醇	口服常释剂型	
	甲	908	秋水仙碱	口服常释剂型	
	乙	909	苯溴马隆	口服常释剂型	
	乙	★(907)	别嘌醇	缓释控释剂型	
	乙	910	非布司他	口服常释剂型	限肾功能不全或别嘌醇过敏的痛风患者
XM05	治疗骨病的药物				
	乙	911	阿仑膦酸	口服常释剂型	限中重度骨质疏松
	乙	912	胆维丁	口服乳剂	
	乙	★(912)	胆维丁	口服常释剂型	
	乙	913	利塞膦酸	口服常释剂型	限中重度骨质疏松

续表

药品分类代码	药品分类	编号	药品名称	剂型	备注
	乙	914	氯膦酸二钠	口服常释剂型	限癌症骨转移
	乙	★(914)	氯膦酸二钠	注射剂	限癌症骨转移
	乙	915	帕米膦酸二钠	注射剂	限癌症骨转移
	乙	★(915)	帕米膦酸二钠葡萄糖	注射剂	限癌症骨转移
	乙	916	羟乙膦酸	口服常释剂型	限中重度骨质疏松
	乙	917	伊班膦酸	注射剂	限重度骨质疏松或恶性肿瘤骨转移并有明显癌痛的患者
	乙	918	因卡膦酸二钠(英卡膦酸二钠)	注射剂	限恶性肿瘤骨转移并有明显癌痛的患者
	乙	919	唑来膦酸	注射剂	限重度骨质疏松或癌症骨转移
XM09	其他肌肉-骨骼系统疾病用药				
	乙	920	玻璃酸钠	注射剂	
XN	神经系统药物				
XN01	麻醉剂				
XN01A	全身麻醉剂				
XN01AB	卤代烃类				
	甲	921	恩氟烷	液体剂	
	乙	922	地氟烷	溶液剂	

续表

药品分类代码	药品分类	编号	药品名称	剂型	备注
	乙	923	七氟烷	吸入用溶液剂	
	乙	★(923)	七氟烷	吸入溶液剂	
XN01AH	阿片类麻醉药				
	甲	924	芬太尼	注射剂	
	乙	925	瑞芬太尼	注射剂	
	乙	926	舒芬太尼	注射剂	
XN01AX	其他全身麻醉药				
	甲	927	丙泊酚	注射剂	
	甲	928	氯胺酮	注射剂	
	乙	929	丙泊酚中/长链脂肪乳	注射剂	限丙泊酚注射剂不耐受的患者
	乙	930	羟丁酸钠	注射剂	
	乙	931	氧化亚氮	气体剂型	
	乙	932	依托咪酯	注射剂	
XN01B	局部麻醉剂				
XN01BA	氨基苯甲酸酯类				
	甲	933	丁卡因	注射剂	
	乙	★(933)	丁卡因	凝胶剂	
	乙	934	氯普鲁卡因	注射剂	

续表

药品分类代码	药品分类	编号	药品名称	剂型	备注
XN01BB	酰胺类				
	甲	935	布比卡因	注射剂	
	乙	936	复方阿替卡因	注射剂	
	乙	★(291)	利多卡因	吸入剂	
	乙	★(291)	利多卡因	凝胶剂	
	乙	★(291)	利多卡因 利多卡因 I	胶浆剂	
	乙	937	罗哌卡因	注射剂	
	乙	938	左布比卡因	注射剂	限布比卡因注射剂不耐受的患者
XN01BX	其他局部麻醉药				
	乙	939	达克罗宁	胶浆剂	
	乙	940	辣椒碱	软膏剂	
XN02	镇痛药				
XN02A	阿片类				
XN02AA	天然阿片碱				
	甲	941	吗啡	口服常释剂型	
	甲	★(941)	吗啡	缓释控释剂型	
	甲	★(941)	吗啡	注射剂	

续表

药品分类代码	药品分类	编号	药品名称	剂型	备注
	乙	942	氨酚待因Ⅰ 氨酚待因Ⅱ	口服常释剂型	
	乙	943	氨酚双氢可待因	口服常释剂型	
	乙	944	可待因	注射剂	
	乙	945	洛芬待因	口服常释剂型	
	乙	★(945)	洛芬待因	缓释控释剂型	
	乙	★(941)	吗啡	口服液体剂	
	乙	★(941)	吗啡	栓剂	
	乙	946	纳美芬	注射剂	限急救、抢救
	乙	947	羟考酮	口服常释剂型	
	乙	★(947)	羟考酮	缓释控释剂型	
	乙	★(947)	羟考酮	注射剂	
	乙	948	氢吗啡酮	注射剂	
	乙	949	双氢可待因	口服常释剂型	
XN02AB	苯基哌啶衍生物				
	甲	950	哌替啶	注射剂	
	乙	★(924)	芬太尼	贴剂	限癌症疼痛患者或其他方法难以控制的重度疼痛患者

续表

药品分类代码	药品分类	编号	药品名称	剂型	备注
XN02AF	吗啡烷衍生物				
	乙	951	布托啡诺	注射剂	
	乙	952	纳布啡	注射剂	限复合麻醉
XN02AX	其他阿片类药				
	乙	953	氨酚曲马多	口服常释剂型	
	乙	954	丁丙诺啡	透皮贴剂	限非阿片类止痛剂不能控制的慢性中重度疼痛患者
	乙	955	曲马多	口服常释剂型	
	乙	★(955)	曲马多 曲马多Ⅱ	缓释控释剂型	
	乙	★(955)	曲马多	注射剂	
XN02B	其他解热镇痛药				
XN02BA	水杨酸及其衍生物				
	乙	956	复方阿司匹林	口服常释剂型	
	乙	957	小儿复方阿司匹林	口服常释剂型	
	乙	958	赖氨匹林	注射剂	
XN02BB	吡唑啉酮类				
	甲	959	去痛片	口服常释剂型	

续表

药品分类代码	药品分类	编号	药品名称	剂型	备注
	乙	960	安乃近	口服常释剂型	
	乙	961	米格来宁	口服常释剂型	
XN02BE	酰基苯胺类				
	甲	962	对乙酰氨基酚	口服常释剂型	
	甲	★(962)	对乙酰氨基酚	颗粒剂	
	甲	963	小儿对乙酰氨基酚	口服常释剂型	
	乙	964	氨酚羟考酮	口服常释剂型	
	乙	★(962)	对乙酰氨基酚	缓释控释剂型	
	乙	★(962)	对乙酰氨基酚	口服液体剂	
	乙	★(962)	对乙酰氨基酚	栓剂	
	乙	965	复方对乙酰氨基酚	口服常释剂型	
XN02BG	其他解热镇痛药				
	乙	966	罗通定	口服常释剂型	
	乙	★(966)	罗通定	注射剂	
	乙	967	普瑞巴林	口服常释剂型	
XN02C	抗偏头痛药				
XN02CC	选择性 5-羟色胺(5-HT_1)受体激动剂				
	乙	968	利扎曲普坦	口服常释剂型	限偏头痛急性发作患者的二线用药

续表

药品分类代码	药品分类	编号	药品名称	剂型	备注
	乙	969	舒马普坦	口服常释剂型	限偏头痛急性发作患者的二线用药
	乙	970	佐米曲普坦	口服常释剂型	限偏头痛急性发作患者的二线用药
XN03	抗癫痫药				
XN03A	抗癫痫药				
XN03AA	巴比妥类及衍生物				
	甲	971	苯巴比妥	口服常释剂型	
	甲	★(971)	苯巴比妥	注射剂	
	乙	972	扑米酮	口服常释剂型	
XN03AB	乙内酰脲类衍生物				
	甲	973	苯妥英钠	口服常释剂型	
XN03AE	苯二氮䓬衍生物				
	甲	974	氯硝西泮	口服常释剂型	
	乙	★(974)	氯硝西泮	注射剂	
XN03AF	氨甲酰衍生物				
	甲	975	卡马西平	口服常释剂型	
	甲	976	奥卡西平	口服常释剂型	
	乙	★(975)	卡马西平	缓释控释剂型	
	乙	★(976)	奥卡西平	口服液体剂	

续表

药品分类代码	药品分类	编号	药品名称	剂型	备注
XN03AG	脂肪酸衍生物				
	甲	977	丙戊酸钠	口服常释剂型	
	乙	★(977)	丙戊酸钠	口服液体剂	
	乙	★(977)	丙戊酸钠 丙戊酸钠 I	缓释控释剂型	
	乙	★(977)	丙戊酸钠	注射剂	
	乙	978	丙戊酸镁	口服常释剂型	
	乙	★(978)	丙戊酸镁	缓释控释剂型	
XN03AX	其他抗癫痫药				
	乙	979	加巴喷丁	口服常释剂型	
	乙	980	拉莫三嗪	口服常释剂型	
	乙	981	托吡酯	口服常释剂型	
	乙	982	左乙拉西坦	口服常释剂型	
	乙	★(982)	左乙拉西坦	口服液体剂	限儿童
	乙	★(982)	左乙拉西坦	缓释控释剂型	
	乙	★(982)	左乙拉西坦	注射剂	
	乙	983	拉考沙胺	口服常释剂型	
	乙	984	唑尼沙胺	口服常释剂型	

续表

药品分类代码	药品分类	编号	药品名称	剂型	备注
XN04	抗帕金森氏病药				
XN04A	抗胆碱能药				
	甲	985	苯海索	口服常释剂型	
XN04B	多巴胺能药				
XN04BA	多巴和其衍生物				
	甲	986	多巴丝肼	口服常释剂型	
	甲	987	左旋多巴	口服常释剂型	
	乙	988	卡比多巴	口服常释剂型	
	乙	989	屈昔多巴	口服常释剂型	限二线用药
	乙	990	卡左双多巴（左旋多巴/卡比多巴）	缓释控释剂型	
	乙	991	复方卡比多巴	口服常释剂型	
XN04BB	金刚烷衍生物				
	甲	992	金刚烷胺	口服常释剂型	
XN04BC	多巴胺激动剂				
	甲	993	阿扑吗啡	注射剂	
	乙	994	吡贝地尔	缓释控释剂型	
	乙	995	罗匹尼罗	口服常释剂型	限二线用药

续表

药品分类代码	药品分类	编号	药品名称	剂型	备注
	乙	★(995)	罗匹尼罗	缓释控释剂型	限二线用药
	乙	996	普拉克索	缓释控释剂型	限二线用药
	乙	★(996)	普拉克索	口服常释剂型	
XN04BD	单胺氧化酶 B 抑制剂				
	乙	997	司来吉兰	口服常释剂型	
	乙	998	雷沙吉兰	口服常释剂型	限二线用药
XN04BX	其他多巴胺能药				
	乙	999	恩他卡朋	口服常释剂型	限二线用药
	乙	1000	恩他卡朋双多巴 恩他卡朋双多巴Ⅱ 恩他卡朋双多巴Ⅲ 恩他卡朋双多巴Ⅳ	口服常释剂型	限二线用药
XN05	精神安定药				
XN05A	抗精神病药				
XN05AA	吩噻嗪与脂肪族侧链				
	甲	1001	氯丙嗪	口服常释剂型	
	甲	★(1001)	氯丙嗪	注射剂	
XN05AB	吩噻嗪与哌嗪结构				
	甲	1002	奋乃静	口服常释剂型	

续表

药品分类代码	药品分类	编号	药品名称	剂型	备注
	甲	★（1002）	奋乃静	注射剂	
	甲	1003	三氟拉嗪	口服常释剂型	
	乙	1004	氟奋乃静	口服常释剂型	
	乙	★（1004）	氟奋乃静	注射剂	
	乙	1005	癸氟奋乃静	注射剂	
XN05AC	含哌啶结构的吩噻嗪类				
	乙	1006	哌泊塞嗪	注射剂	
XN05AD	丁酰苯衍生物				
	甲	1007	氟哌啶醇	口服常释剂型	
	甲	★（1007）	氟哌啶醇	注射剂	
	乙	1008	氟哌利多	注射剂	
XN05AE	吲哚衍生物				
	乙	1009	齐拉西酮	口服常释剂型	
	乙	★（1009）	齐拉西酮	注射剂	限精神分裂症患者的急性激越症状
XN05AF	噻吨衍生物				
	乙	1010	氯普噻吨	口服常释剂型	
	乙	★（1010）	氯普噻吨	注射剂	

续表

药品分类代码	药品分类	编号	药品名称	剂型	备注
XN05AG	二苯丁基哌啶衍生物				
	甲	1011	五氟利多	口服常释剂型	
XN05AH	二氮䓬类、去甲羟二氮䓬类和硫氮杂䓬类				
	甲	1012	喹硫平	口服常释剂型	
	甲	1013	氯氮平	口服常释剂型	
	乙	1014	奥氮平	口服常释剂型	
	乙	★(1013)	氯氮平	口腔崩解片	
	乙	★(1014)	奥氮平	口腔崩解片	限吞咽困难的患者
	乙	★(1012)	喹硫平	缓释控释剂型	
XN05AL	苯甲酰胺类				
	甲	1015	舒必利	口服常释剂型	
	甲	★(1015)	舒必利	注射剂	
	乙	1016	氨磺必利	口服常释剂型	
	乙	1017	硫必利	口服常释剂型	
	乙	★(1017)	硫必利	注射剂	
XN05AN	锂				
	甲	1018	碳酸锂	口服常释剂型	
	乙	★(1018)	碳酸锂	缓释控释剂型	

续表

药品分类代码	药品分类	编号	药品名称	剂型	备注
XN05AX	其他抗精神病药				
	甲	1019	阿立哌唑	口服常释剂型	
	甲	★(1019)	阿立哌唑	口腔崩解片	
	乙	1020	利培酮	口服常释剂型	
	乙	★(1020)	利培酮	口服液体剂	
	乙	★(1020)	利培酮	口腔崩解片	
	乙	★(1020)	利培酮	微球注射剂	限不配合口服给药患者
	乙	1021	帕利哌酮	缓释控释剂型	
	乙	★(1021)	帕利哌酮	注射剂	限不配合口服给药患者
	乙	1022	哌罗匹隆	口服常释剂型	
XN05B	抗焦虑药				
XN05BA	苯二氮䓬衍生物				
	甲	1023	阿普唑仑	口服常释剂型	
	甲	1024	地西泮	口服常释剂型	
	甲	★(1024)	地西泮	注射剂	
	甲	1025	劳拉西泮	口服常释剂型	
	乙	1026	奥沙西泮	口服常释剂型	
XN05BB	二苯甲烷衍生物				
	甲	1027	羟嗪	口服常释剂型	

续表

药品分类代码	药品分类	编号	药品名称	剂型	备注
XN05BE	氮杂螺癸烷二酮衍生物				
	甲	1028	丁螺环酮	口服常释剂型	
	乙	1029	坦度螺酮	口服常释剂型	
XN05C	催眠药和镇静药				
XN05CA	巴比妥类的单方制剂				
	乙	1030	司可巴比妥	口服常释剂型	
	乙	1031	异戊巴比妥	注射剂	
XN05CD	苯二氮䓬衍生物				
	甲	1032	艾司唑仑	口服常释剂型	
	甲	1033	咪达唑仑	注射剂	
	乙	★（1033）	咪达唑仑	口服常释剂型	
	乙	1034	硝西泮	口服常释剂型	
XN05CF	苯二氮䓬类相关药物				
	乙	1035	右佐匹克隆	口服常释剂型	
	乙	1036	扎来普隆	口服常释剂型	
	乙	1037	佐匹克隆	口服常释剂型	
	乙	1038	唑吡坦	口服常释剂型	

续表

药品分类代码	药品分类	编号	药品名称	剂型	备注
XN05CM	其他催眠镇静剂				
	乙	1039	右美托咪定	注射剂	
XN06	精神兴奋药				
XN06A	抗抑郁药				
XN06AA	非选择性单胺重摄取抑制剂				
	甲	1040	阿米替林	口服常释剂型	
	甲	1041	丙米嗪	口服常释剂型	
	甲	★(491)	多塞平	口服常释剂型	
	甲	1042	氯米帕明	口服常释剂型	
	甲	★(1042)	氯米帕明	注射剂	
	乙	1043	马普替林	口服常释剂型	
XN06AB	选择性 5-羟色胺再摄取抑制剂				
	甲	1044	帕罗西汀	口服常释剂型	
	甲	1045	艾司西酞普兰	口服常释剂型	
	甲	1046	氟西汀	口服常释剂型	
	乙	1047	氟伏沙明	口服常释剂型	
	乙	1048	舍曲林	口服常释剂型	
	乙	1049	西酞普兰	口服常释剂型	
	乙	★(1044)	帕罗西汀	肠溶缓释片	

续表

药品分类代码	药品分类	编号	药品名称	剂型	备注
XN06AX	其他抗抑郁药				
	甲	1050	米氮平	口服常释剂型	
	甲	1051	文拉法辛	口服常释剂型	
	甲	★(1051)	文拉法辛	缓释控释剂型	
	乙	1052	阿戈美拉汀	口服常释剂型	
	乙	1053	度洛西汀	口服常释剂型	
	乙	1054	米安色林	口服常释剂型	
	乙	1055	米那普仑	口服常释剂型	
	乙	1056	曲唑酮	口服常释剂型	
	乙	1057	瑞波西汀	口服常释剂型	
XN06B	用于儿童注意缺陷障碍伴多动症和促智的精神兴奋药				
	甲	1058	石杉碱甲	口服常释剂型	
	乙	1059	甲氯芬酯	口服常释剂型	
	乙	1060	咖啡因	注射剂	
	乙	1061	哌甲酯	口服常释剂型	
	乙	★(1061)	哌甲酯	缓释控释剂型	限由专科医生采用 DSM-Ⅳ 诊断标准作出明确诊断的儿童患者
	乙	★(1061)	哌甲酯	注射剂	

续表

药品分类代码	药品分类	编号	药品名称	剂型	备注
	乙	1062	托莫西汀	口服常释剂型	
XN06C	精神安定药和精神兴奋药的复方制剂				
	乙	1063	氟哌噻吨美利曲辛	口服常释剂型	
XN06D	抗痴呆药				
	乙	1064	多奈哌齐	口服常释剂型	限明确诊断的阿尔茨海默病
	乙	★（1064）	多奈哌齐	口腔崩解片	限明确诊断的阿尔茨海默病
	乙	1065	加兰他敏	口服常释剂型	限明确诊断的阿尔茨海默病
	乙	1066	卡巴拉汀	口服常释剂型	限明确诊断的阿尔茨海默病
	乙	1067	美金刚	口服常释剂型	限明确诊断的中重度至重度阿尔茨海默型痴呆
	乙	★（1067）	美金刚	口服溶液剂	限吞咽困难且明确诊断的中重度至重度阿尔茨海默型痴呆
	乙	1068	利斯的明	贴剂	限明确诊断的阿尔茨海默病
	乙	★（1065）	加兰他敏	注射剂	
XN07	其他神经系统药物				
XN07A	拟副交感神经药				
	甲	1069	新斯的明	注射剂	
	甲	1070	溴吡斯的明	口服常释剂型	

续表

药品分类代码	药品分类	编号	药品名称	剂型	备注
	甲	1071	溴新斯的明	口服常释剂型	
XN07B	用于成瘾疾病的药物				
	乙	1072	美沙酮	口服常释剂型	
	乙	★(1072)	美沙酮	口服液体剂	
	乙	1073	纳曲酮	口服常释剂型	
XN07C	抗眩晕药				
	甲	1074	倍他司汀	口服常释剂型	
	甲	1075	地芬尼多	口服常释剂型	
	甲	1076	氟桂利嗪	口服常释剂型	
	乙	★(1074)	倍他司汀	注射剂	
XN07X	其他神经系统药物				
	乙	1077	胞磷胆碱	口服常释剂型	
	乙	★(1077)	胞磷胆碱(胞二磷胆碱)	注射剂	限出现意识障碍的急性颅脑外伤和脑手术后患者,支付不超过 14 天
	乙	★(1077)	胞磷胆碱氯化钠	注射剂	限出现意识障碍的急性颅脑外伤和脑手术后患者,支付不超过 14 天
	乙	★(1077)	胞磷胆碱葡萄糖	注射剂	限出现意识障碍的急性颅脑外伤和脑手术后患者,支付不超过 14 天

续表

药品分类代码	药品分类	编号	药品名称	剂型	备注
	乙	1078	吡拉西坦	注射剂	限脑外伤所致的脑功能障碍患者,支付不超过14天
	乙	★(1078)	吡拉西坦(乙酰胺吡咯烷酮)	口服常释剂型	
	乙	1079	谷维素	口服常释剂型	
	乙	1080	环轮宁	注射剂	
	乙	1081	利鲁唑	口服常释剂型	
	乙	1082	天麻素	口服常释剂型	
	乙	★(1082)	天麻素	注射剂	限无法口服的血管神经性头痛或眩晕症患者,支付不超过14天
XP	抗寄生虫药、杀虫药和驱虫药				
XP01	抗原虫药				
XP01B	抗疟药				
	甲	1083	伯氨喹	口服常释剂型	
	甲	1084	蒿甲醚	口服常释剂型	
	甲	1085	奎宁	口服常释剂型	
	甲	1086	氯喹	口服常释剂型	
	甲	★(1086)	氯喹	注射剂	
	甲	1087	青蒿素类药物		◇

续表

药品分类代码	药品分类	编号	药品名称	剂型	备注
	甲	1088	乙胺嘧啶	口服常释剂型	
	乙	1089	咯萘啶	口服常释剂型	
	乙	★(1089)	咯萘啶	注射剂	
	乙	1090	磺胺多辛乙胺嘧啶	口服常释剂型	
	乙	★(1085)	奎宁	注射剂	
	乙	1091	哌喹	口服常释剂型	
	乙	1092	羟氯喹	口服常释剂型	
XP01C	抗利什曼病和锥虫病药物				
	甲	1093	葡萄糖酸锑钠	注射剂	
XP02	抗蠕虫药				
XP02B	抗吸虫药				
	甲	1094	吡喹酮	口服常释剂型	
XP02C	抗线虫药				
	甲	1095	阿苯达唑	口服常释剂型	
	甲	1096	甲苯咪唑	口服常释剂型	
	乙	1097	哌嗪	口服常释剂型	
	乙	★(1097)	哌嗪	锭剂	
	乙	1098	双羟萘酸噻嘧啶	口服常释剂型	

续表

药品分类代码	药品分类	编号	药品名称	剂型	备注
	乙	★(1098)	双羟萘酸噻嘧啶	颗粒剂	
	乙	★(1098)	双羟萘酸噻嘧啶	栓剂	
XP03	包括杀疥螨药、杀虫剂及驱虫剂的杀体外寄生虫药				
	乙	1099	克罗米通	软膏剂	
	乙	1100	林旦	软膏剂	
XR	呼吸系统				
XR01	鼻部制剂				
XR01A	减轻充血药及其他鼻局部用药				
XR01AA	单方拟交感神经药				
	甲	★(300)	麻黄碱	滴鼻剂	
	乙	1101	羟甲唑啉	吸入剂	
	乙	★(1101)	羟甲唑啉	滴鼻剂	
	乙	1102	赛洛唑啉	滴鼻剂	
XR01AB	不包括皮质激素的拟交感神经药复方制剂				
	乙	1103	呋麻	滴鼻剂	
XR01AC	不包括皮质激素的抗过敏药物				
	乙	1104	奥洛他定	口服常释剂型	限二线用药
	乙	1105	氮䓬斯汀	吸入剂	

续表

药品分类代码	药品分类	编号	药品名称	剂型	备注
	乙	1106	色甘酸钠	滴鼻剂	
	乙	1107	左卡巴斯汀	吸入剂	
	乙	1108	色甘萘甲那敏	鼻用喷雾剂	
XR01AD	皮质激素类				
	甲	★(465)	倍氯米松	吸入剂	
	乙	1109	倍氯米松福莫特罗	气雾剂	
	乙	1110	布地奈德	吸入剂	
	乙	★(475)	氟替卡松	吸入剂	
	乙	★(471)	糠酸莫米松	吸入剂	
	乙	★(474)	曲安奈德	吸入剂	
XR03	用于阻塞性气道疾病的药物				
XR03A	吸入的肾上腺素能类药				
	甲	1111	沙丁胺醇	吸入剂	
	乙	1112	布地奈德福莫特罗Ⅰ 布地奈德福莫特罗Ⅱ	吸入剂	
	乙	1113	福莫特罗	吸入剂	
	乙	1114	沙美特罗	吸入剂	
	乙	1115	沙美特罗替卡松	吸入剂	

续表

药品分类代码	药品分类	编号	药品名称	剂型	备注
	乙	1116	特布他林	吸入剂	
XR03B	治疗阻塞性气道疾病的其他吸入药物				
	甲	1117	异丙托溴铵	吸入剂	
	乙	1118	复方异丙托溴铵	吸入剂	
	乙	1119	噻托溴铵	吸入剂	
	乙	★(1106)	色甘酸钠	吸入剂	
XR03C	全身用肾上腺素类药				
	甲	1120	班布特罗	口服常释剂型	
	甲	★(1111)	沙丁胺醇	口服常释剂型	
	甲	★(1116)	特布他林	口服常释剂型	
	乙	★(1120)	班布特罗	口服液体剂	
	乙	★(1120)	班布特罗	颗粒剂	
	乙	1121	丙卡特罗	口服常释剂型	
	乙	★(1121)	丙卡特罗	口服液体剂	
	乙	★(1121)	丙卡特罗	颗粒剂	
	乙	1122	复方甲氧那明	口服常释剂型	
	乙	★(1111)	沙丁胺醇 沙丁胺醇Ⅱ	缓释控释剂型	

续表

药品分类代码	药品分类	编号	药品名称	剂型	备注
	乙	★(1111)	沙丁胺醇	注射剂	
	乙	★(1116)	特布他林	注射剂	
	乙	1123	茚达特罗	粉雾剂	限二线用药
XR03D	治疗阻塞性气道疾病的其他全身用药物				
XR03DA	黄嘌呤类				
	甲	1124	氨茶碱	口服常释剂型	
	甲	★(1124)	氨茶碱	缓释控释剂型	
	甲	★(1124)	氨茶碱	注射剂	
	甲	1125	茶碱	口服常释剂型	
	甲	★(1125)	茶碱 茶碱Ⅱ	缓释控释剂型	
	乙	1126	多索茶碱	口服常释剂型	
	乙	★(1126)	多索茶碱	注射剂	限无法口服且氨茶碱不耐受的患者
	乙	1127	二羟丙茶碱	口服常释剂型	
	乙	★(1127)	二羟丙茶碱	注射剂	
XR03DC	白三烯受体拮抗剂				
	乙	1128	孟鲁司特	口服常释剂型	
	乙	★(1128)	孟鲁司特	咀嚼片	限儿童

续表

药品分类代码	药品分类	编号	药品名称	剂型	备注
	乙	★（1128）	孟鲁司特	颗粒剂	限儿童
XR05	咳嗽和感冒制剂				
XR05C	不含复方镇咳药的祛痰药				
	甲	1129	氨溴索	口服常释剂型	
	甲	1130	溴己新	口服常释剂型	
	甲	1131	羧甲司坦	口服常释剂型	
	乙	★（1129）	氨溴索	口服液体剂	
	乙	1132	桉柠蒎	口服常释剂型	
	乙	★（1129）	氨溴索	颗粒剂	
	乙	★（1129）	氨溴索	注射剂	限无法使用氨溴索口服制剂的排痰困难患者
	乙	1133	福多司坦	口服常释剂型	限二线用药
	乙	★（1131）	羧甲司坦	口服液体剂	
	乙	★（1130）	溴己新	注射剂	限无法使用溴己新口服制剂的排痰困难患者
	乙	1134	乙酰半胱氨酸	口服常释剂型	
	乙	★（1134）	乙酰半胱氨酸	颗粒剂	
	乙	★（1134）	乙酰半胱氨酸	吸入剂	

续表

药品分类代码	药品分类	编号	药品名称	剂型	备注
	乙	★(1134)	乙酰半胱氨酸	泡腾片	限有大量浓稠痰液的慢性阻塞性肺病(COPD)患者
XR05D	不含复方祛痰药的镇咳药				
	甲	★(944)	可待因	口服常释剂型	
	甲	1135	喷托维林	口服常释剂型	
	乙	1136	二氧丙嗪	口服常释剂型	
	乙	1137	右美沙芬	口服常释剂型	
	乙	★(1137)	右美沙芬	口服液体剂	
	乙	★(1137)	右美沙芬	颗粒剂	
	乙	★(1137)	右美沙芬	缓释混悬剂	
XR05F	镇咳药与祛痰药的复方				
	甲	1138	复方甘草	口服常释剂型	
	甲	★(1138)	复方甘草	口服液体剂	
XR05X	其他感冒制剂				
	乙	1139	缓解感冒症状的复方 OTC 制剂		◇
XR06	全身用抗组胺药				
	甲	1140	苯海拉明	口服常释剂型	

续表

药品分类代码	药品分类	编号	药品名称	剂型	备注
	甲	★(1140)	苯海拉明	注射剂	
	甲	1141	氯苯那敏	口服常释剂型	
	甲	1142	氯雷他定	口服常释剂型	
	甲	1143	赛庚啶	口服常释剂型	
	甲	1144	异丙嗪	注射剂	
	甲	★(1144)	异丙嗪	口服常释剂型	
	甲	1145	小儿异丙嗪	口服常释剂型	
	乙	1146	阿伐斯汀	口服常释剂型	
	乙	1147	贝他斯汀	口服常释剂型	限二线用药
	乙	1148	茶苯海明	口服常释剂型	
	乙	1149	地氯雷他定	口服常释剂型	
	乙	★(1149)	地氯雷他定	口服液体剂	限儿童
	乙	★(1141)	氯苯那敏	注射剂	
	乙	★(1142)	氯雷他定	口服液体剂	
	乙	1150	咪唑斯汀	缓释控释剂型	
	乙	1151	曲普利啶	口服常释剂型	
	乙	1152	去氯羟嗪	口服常释剂型	
	乙	1153	酮替芬	口服常释剂型	

续表

药品分类代码	药品分类	编号	药品名称	剂型	备注
	乙	★(1153)	酮替芬	吸入剂	
	乙	1154	西替利嗪	口服常释剂型	
	乙	★(1154)	西替利嗪	口服液体剂	限儿童
	乙	1155	依巴斯汀	口服常释剂型	
	乙	1156	依美斯汀	缓释控释剂型	限二线用药
	乙	1157	左西替利嗪	口服常释剂型	限二线用药
	乙	★(1157)	左西替利嗪	口服液体剂	限儿童
XR07	其他呼吸系统药物				
	甲	1158	贝美格	注射剂	
	甲	1159	洛贝林	注射剂	
	甲	1160	尼可刹米	注射剂	
	乙	1161	多沙普仑	注射剂	
	乙	1162	二甲弗林	注射剂	
	乙	1163	牛肺表面活性剂	注射剂	限新生儿
	乙	1164	猪肺磷脂	注射剂	限新生儿
XS	感觉器官药物				
XS01	眼科用药				
XS01A	抗感染药				

续表

药品分类代码	药品分类	编号	药品名称	剂型	备注
	甲	★(452)	阿昔洛韦	滴眼剂	
	甲	★(481)	红霉素	眼膏剂	
	甲	★(460)	金霉素	眼膏剂	
	甲	★(698)	利巴韦林	滴眼剂	
	甲	★(682)	利福平	滴眼剂	
	甲	★(586)	氯霉素	滴眼剂	
	甲	1165	羟苄唑	滴眼剂	
	甲	★(646)	庆大霉素	滴眼剂	
	甲	★(651)	左氧氟沙星	滴眼剂	
	乙	★(674)	氟康唑	滴眼剂	
	乙	★(701)	更昔洛韦	眼用凝胶剂	
	乙	★(424)	环丙沙星	眼膏剂	
	乙	★(424)	环丙沙星	滴眼剂	
	乙	1166	磺胺醋酰钠	滴眼剂	
	乙	★(643)	林可霉素	滴眼剂	
	乙	1167	那他霉素	滴眼剂	
	乙	★(478)	诺氟沙星	滴眼剂	
	乙	★(648)	妥布霉素	眼膏剂	

续表

药品分类代码	药品分类	编号	药品名称	剂型	备注
	乙	★(648)	妥布霉素	滴眼剂	
	乙	1168	氧氟沙星	眼膏剂	
	乙	★(1168)	氧氟沙星	滴眼剂	
	乙	★(651)	左氧氟沙星	眼用凝胶剂	
	乙	1169	加替沙星	滴眼剂	
	乙	★(1169)	加替沙星	眼用凝胶剂	限二线用药
	乙	★(653)	莫西沙星	滴眼剂	限二线用药
XS01B	抗炎药				
	甲	★(468)	地塞米松	滴眼剂	
	甲	★(569)	可的松	眼膏剂	
	甲	★(569)	可的松	滴眼剂	
	乙	★(468)	地塞米松	植入剂	
	乙	1170	氟米龙	滴眼剂	
	乙	★(570)	泼尼松龙	滴眼剂	
	乙	1171	普拉洛芬	滴眼剂	
	乙	1172	庆大霉素氟米龙	滴眼剂	
	乙	1173	双氯芬酸钠	滴眼剂	
	乙	1174	溴芬酸钠	滴眼剂	限眼部手术后炎症

续表

药品分类代码	药品分类	编号	药品名称	剂型	备注
	乙	★(866)	吲哚美辛	滴眼剂	
XS01C	抗炎药与抗感染药的复方				
	乙	1175	妥布霉素地塞米松	眼膏剂	
	乙	★(1175)	妥布霉素地塞米松	滴眼剂	
XS01E	抗青光眼制剂和缩瞳剂				
	甲	1176	毛果芸香碱	滴眼剂	
	甲	★(1176)	毛果芸香碱	注射剂	
	甲	1177	噻吗洛尔	滴眼剂	
	甲	1178	乙酰唑胺	口服常释剂型	
	乙	1179	贝美前列素	滴眼剂	限二线用药
	乙	1180	倍他洛尔	滴眼剂	
	乙	1181	布林佐胺	滴眼剂	
	乙	1182	醋甲唑胺	口服常释剂型	
	乙	1183	卡替洛尔	滴眼剂	
	乙	1184	拉坦前列素	滴眼剂	限二线用药
	乙	★(1176)	毛果芸香碱	口服常释剂型	
	乙	★(1176)	毛果芸香碱	眼用凝胶剂	
	乙	1185	曲伏前列素	滴眼剂	限二线用药

续表

药品分类代码	药品分类	编号	药品名称	剂型	备注
	乙	1186	溴莫尼定	滴眼剂	
	乙	1187	左布诺洛尔	滴眼剂	
XS01F	散瞳药及睫状肌麻痹药				
	甲	★(32)	阿托品	眼膏剂	
	甲	1188	托吡卡胺	滴眼剂	
	乙	★(32)	阿托品	眼用凝胶剂	
	乙	1189	复方托吡卡胺	滴眼剂	
XS01G	减充血药及抗过敏药				
	乙	★(1104)	奥洛他定	滴眼剂	
	乙	★(1105)	氮䓬斯汀	滴眼剂	
	乙	★(1106)	色甘酸钠	滴眼剂	
	乙	★(1153)	酮替芬	滴眼剂	
	乙	★(1156)	依美斯汀	滴眼剂	
	乙	1190	吡嘧司特	滴眼剂	
XS01H	局部麻醉药				
	乙	1191	奥布卡因	滴眼剂	
XS01J	诊断用药				
	乙	1192	吲哚菁绿	注射剂	

续表

药品分类代码	药品分类	编号	药品名称	剂型	备注
	乙	1193	荧光素钠	注射剂	
XS01K	手术辅助用药				
	乙	★(920)	玻璃酸钠	滴眼剂	
XS01X	其他眼科用药				
	甲	1194	普罗碘铵	注射剂	
	乙	★(859)	环孢素	滴眼剂	
	乙	1195	羟苯磺酸	口服常释剂型	
	乙	★(494)	他克莫司	滴眼剂	限有眼睑结膜巨大乳头增殖的患者
	乙	1196	维生素 A 棕榈酸酯	眼用凝胶剂	限有 Sjögren's 综合征、神经麻痹性角膜炎、暴露性角膜炎的患者
	乙	★(440)	牛碱性成纤维细胞生长因子(重组牛碱性成纤维细胞生长因子)	滴眼剂	
	乙	★(440)	重组牛碱性成纤维细胞生长因子	眼用凝胶剂	
	乙	★(441)	人表皮生长因子[重组人表皮生长因子(酵母)]	滴眼剂	限有明确角膜溃疡或角膜损伤的患者
XS02	耳科用药				
	甲	★(643)	林可霉素	滴耳剂	

续表

药品分类代码	药品分类	编号	药品名称	剂型	备注
	甲	★(1168)	氧氟沙星	滴耳剂	
	乙	1197	洛美沙星	滴耳剂	
	乙	★(651)	左氧氟沙星	滴耳剂	
XS03	眼科和耳科制剂				
	乙	★(424)	环丙沙星	滴耳剂	
XV	其他				
XV01	肠内营养剂				
	乙	1198	肠内营养剂(SP)	口服混悬剂	限重症患者
	乙	1199	肠内营养剂(TP)	口服粉剂	限重症患者
	乙	★(1199)	肠内营养剂(TP)	口服混悬剂	限重症患者
	乙	★(1199)	肠内营养剂(TP)	口服乳剂	限重症患者
	乙	1200	肠内营养剂(TPF)	口服混悬剂	限重症患者
	乙	★(1200)	肠内营养剂(TPF)	乳剂	限重症患者
	乙	1201	肠内营养剂(TPF-D)	口服混悬剂	限糖尿病患者
	乙	★(1201)	肠内营养剂(TPF-D)	乳剂	限糖尿病患者
	乙	1202	肠内营养剂(TPF-DM)	口服混悬剂	限糖尿病患者
	乙	1203	肠内营养剂(TPF-FOS)	口服混悬剂	限重症患者
	乙	1204	肠内营养剂(TPF-T)	乳剂	限肿瘤患者

药品分类代码	药品分类	编号	药品名称	剂型	备注
	乙	1205	肠内营养剂(TP-HE)	乳剂	限重症患者
	乙	1206	肠内营养剂(TP-MCT)	口服混悬剂	限重症患者
	乙	1207	肠内营养剂(TPSPA)	口服混悬剂	限重症患者
	乙	1208	肠内营养剂Ⅱ(TP)	口服混悬剂	限呼吸系统疾病患者
	乙	1209	肠内营养粉(AA)	口服粉剂	限重症患者
	乙	1210	短肽型肠内营养剂	口服粉剂	限重症患者
	乙	1211	整蛋白型肠内营养剂	口服粉剂	限重症患者
	乙	1212	肠内营养粉(AA-PA)	口服粉剂	限经营养风险筛查,明确具有营养风险的1岁以下住院患儿
XV02	其他营养剂				
	乙	1213	多种微量元素 多种微量元素Ⅰ 多种微量元素Ⅱ	注射剂	限配合肠外营养用
	乙	1214	辅酶A	注射剂	限急救、抢救
	乙	1215	辅酶 Q_{10}	注射剂	限急救、抢救
	乙	1216	复方α-酮酸	口服常释剂型	
	乙	1217	环磷腺苷	注射剂	
	乙	★(265)	葡萄糖	口服散剂	

续表

药品分类代码	药品分类	编号	药品名称	剂型	备注
	乙	1218	三磷酸腺苷	注射剂	限急救、抢救
XV03	其他治疗药物				
XV03A	其他治疗药物				
XV03AB	解毒药				
	甲	1219	碘解磷定	注射剂	
	甲	1220	二巯丙醇	注射剂	
	甲	1221	二巯丙磺钠	注射剂	
	甲	1222	二巯丁二钠	注射剂	
	甲	1223	二巯丁二酸	口服常释剂型	
	甲	1224	氟马西尼	注射剂	
	甲	1225	硫代硫酸钠	注射剂	
	甲	1226	氯解磷定	注射剂	
	甲	1227	纳洛酮	注射剂	
	甲	1228	烯丙吗啡	注射剂	
	甲	1229	亚甲蓝	注射剂	
	甲	1230	亚硝酸钠	注射剂	
	甲	1231	亚硝酸异戊酯	吸入剂	
	甲	1232	依地酸钙钠	注射剂	

药品分类代码	药品分类	编号	药品名称	剂型	备注
	甲	1233	乙酰胺	注射剂	
	甲	1234	鱼精蛋白	注射剂	
	乙	1235	复方氯解磷定	注射剂	
	乙	1236	戊乙奎醚	注射剂	
	乙	★(1232)	依地酸钙钠	口服常释剂型	
XV03AC	铁螯合剂				
	甲	1237	去铁胺	注射剂	
	乙	1238	地拉罗司	口服常释剂型	
XV03AE	高血钾和高磷血症治疗药				
	乙	1239	司维拉姆	口服常释剂型	限透析患者高磷血症
	乙	1240	碳酸镧	咀嚼片	限透析患者高磷血症
XV03AF	抗肿瘤治疗用解毒药				
	甲	1241	亚叶酸钙	口服常释剂型	
	甲	★(1241)	亚叶酸钙	注射剂	
	甲	★(1241)	亚叶酸钙氯化钠	注射剂	
	乙	1242	美司钠(美司那)	注射剂	
	乙	1243	右丙亚胺(右雷佐生)	注射剂	限在使用多柔比星后并有心脏损害临床证据

续表

药品分类代码	药品分类	编号	药品名称	剂型	备注
XV04	诊断用药				
XV04C	其他诊断试剂				
	甲	1244	结核菌素纯蛋白衍生物	注射剂	
	甲	1245	旧结核菌素	注射剂	
XV08	造影剂				
XV08A	碘化 X 射线造影剂				
	甲	1246	碘比醇	注射剂	
	甲	1247	碘佛醇	注射剂	
	甲	1248	碘海醇	注射剂	
	甲	1249	碘化油	注射剂	
	甲	1250	碘帕醇	注射剂	
	甲	1251	碘普罗胺	注射剂	
	甲	1252	泛影葡胺	注射剂	
	乙	1253	罂粟乙碘油	注射剂	
	乙	1254	碘克沙醇	注射剂	
	乙	1255	碘美普尔	注射剂	
	乙	1256	泛影酸钠	注射剂	
	乙	1257	复方泛影葡胺	注射剂	

续表

药品分类代码	药品分类	编号	药品名称	剂型	备注
XV08B	非碘化 X 射线造影剂				
	甲	1258	硫酸钡 硫酸钡Ⅰ型 硫酸钡Ⅱ型	口服液体剂	
	乙	★(1258)	硫酸钡Ⅰ型	灌肠剂	
XV08C	磁共振成像造影剂				
	甲	1259	钆双胺	注射剂	
	乙	1260	钆贝葡胺	注射剂	
	乙	1261	钆喷酸葡胺	注射剂	
	乙	1262	钆特酸葡胺	注射剂	
XV08D	超声造影剂				
	乙	1263	六氟化硫微泡	注射剂	
	乙	1264	双重造影产气	颗粒剂	
XV09	诊断用放射性药物				
	乙	1265	锝[^{99m}Tc]二巯丁二酸盐	注射剂	
	乙	1266	锝[^{99m}Tc]聚合白蛋白	注射剂	
	乙	1267	锝[^{99m}Tc]喷替酸盐	注射剂	
	乙	1268	锝[^{99m}Tc]双半胱氨酸	注射剂	

续表

药品分类代码	药品分类	编号	药品名称	剂型	备注
	乙	1269	锝[^{99m}Tc]亚甲基二膦酸盐	注射剂	
	乙	1270	锝[^{99m}Tc]依替菲宁	注射剂	
	乙	1271	碘[^{125}I]密封籽源	放射密封籽源	
	乙	1272	碘[^{131}I]化钠	口服溶液剂	
	乙	1273	氯化锶[^{89}Sr]	注射剂	

中成药部分

药品分类代码	药品分类	编号	药品名称	备注
ZA	内科用药			
ZA01	解表剂			
ZA01A	辛温解表剂			
	甲	1	九味羌活丸(颗粒)	
	甲	2	正柴胡饮颗粒	
	甲	3	小儿清热感冒片	
	甲	4	感冒清热颗粒(片、胶囊)	
	乙	5	感冒疏风丸(片、胶囊、颗粒)	
	乙	6	葛根汤片(颗粒、合剂)	
	乙	7	桂枝颗粒	
	乙	8	荆防颗粒(合剂)	
	乙	★(1)	九味羌活片(口服液)	
	乙	9	麻黄止嗽丸(胶囊)	
	乙	10	小儿至宝丸	
	乙	★(2)	正柴胡饮胶囊(合剂)	
ZA01B	辛凉解表剂			
	甲	11	柴胡注射液	

续表

药品分类代码	药品分类	编号	药品名称	备注
	甲	12	感冒清片(胶囊)	
	甲	13	疏风解毒胶囊	
	甲	14	双黄连片(胶囊、颗粒、合剂、口服液)	
	甲	15	银翘解毒丸(片、胶囊、颗粒)	
	甲	16	小儿宝泰康颗粒	
	甲	17	芎菊上清丸(片、颗粒)	
	乙	★(11)	柴胡口服液(滴丸)	
	乙	18	柴黄片(颗粒)	
	乙	19	柴银颗粒(口服液)	
	乙	20	儿感退热宁颗粒(口服液)	
	乙	21	复方感冒灵片(胶囊、颗粒)	
	乙	22	复方芩兰口服液	
	乙	23	芩香清解口服液	
	乙	24	桑菊感冒丸(片、颗粒)	
	乙	★(14)	双黄连注射液 注射用双黄连(冻干)	限二级及以上医疗机构重症患者
	乙	25	维 C 银翘片(颗粒)	
	乙	26	五粒回春丸	

续表

药品分类代码	药品分类	编号	药品名称	备注
	乙	27	小儿百寿丸	
	乙	28	小儿感冒舒颗粒	
	乙	29	小儿感冒颗粒	
	乙	30	小儿感冒退热糖浆	
	乙	31	小儿热速清颗粒(口服液、糖浆)	
	乙	32	小儿退热合剂(口服液)	
	乙	33	小儿保安丸	
	乙	★(15)	银翘解毒液(合剂、软胶囊)	
	乙	34	山蜡梅叶颗粒	
ZA01C	表里双解剂			
	甲	35	防风通圣丸(颗粒)	
	甲	36	小柴胡片(胶囊、颗粒)	
	乙	37	柴石退热颗粒	
	乙	38	九味双解口服液	
	乙	39	小柴胡汤丸	
	乙	40	小儿柴桂退热颗粒(口服液)	
	乙	41	小儿豉翘清热颗粒	
	乙	42	小儿双清颗粒	

续表

药品分类代码	药品分类	编号	药品名称	备注
	乙	43	小儿双解止泻颗粒	
	乙	44	玉枢散	
ZA01D	扶正解表剂			
	甲	45	玉屏风颗粒	
	乙	46	表虚感冒颗粒	
	乙	47	参苏丸(片、胶囊)	
	乙	★(45)	玉屏风胶囊	
ZA02	祛暑剂			
ZA02A	解表祛暑剂			
	甲	48	保济丸(口服液)	
	甲	49	藿香正气水(丸、片、胶囊、颗粒、口服液、软胶囊)	
	乙	50	复方香薷水	
ZA02B	清热祛暑剂			
	甲	51	十滴水	
	乙	52	甘露消毒丸	
	乙	53	三仁合剂	
	乙	54	小儿暑感宁糖浆	

续表

药品分类代码	药品分类	编号	药品名称	备注
ZA02C	健胃祛暑剂			
	乙	55	避瘟散	
	乙	56	六合定中丸	
	乙	57	紫金锭(散)	
ZA03	泻下剂			
ZA03A	泻火通便剂			
	甲	58	三黄片(胶囊)	
	乙	59	大黄通便片(胶囊、颗粒)	
	乙	60	降脂通便胶囊	
	乙	★(58)	三黄膏(丸)	
	乙	61	通便灵胶囊	
	乙	62	通便宁片	
	乙	63	新复方芦荟胶囊	
ZA03B	润肠通便剂			
	甲	64	麻仁润肠丸(软胶囊)	
	乙	65	蓖麻油	
	乙	66	便通片(胶囊)	
	乙	67	肠舒通栓	

续表

药品分类代码	药品分类	编号	药品名称	备注
	乙	68	苁蓉通便口服液	
	乙	69	麻仁丸(胶囊、软胶囊)	
	乙	70	麻仁滋脾丸	
	乙	71	芪蓉润肠口服液	
	乙	72	养阴通秘胶囊	
	乙	73	益气通便颗粒	
ZA03C	除满通便剂			
	乙	74	厚朴排气合剂	
ZA04	清热剂			
ZA04A	清热泻火剂			
	甲	75	黄连上清丸(片、胶囊、颗粒)	
	甲	76	牛黄解毒丸(片、胶囊、软胶囊)	
	甲	77	牛黄上清丸(片、胶囊)	
	乙	78	当归龙荟丸(片、胶囊)	
	乙	79	牛黄清火丸	
	乙	80	牛黄清胃丸	
	乙	81	牛黄至宝丸	
	乙	82	清宁丸	

续表

药品分类代码	药品分类	编号	药品名称	备注
	乙	83	上清丸(片、胶囊)	
	乙	84	小儿导赤片	
	乙	85	一清片(胶囊、颗粒)	
	乙	86	黄栀花口服液	
ZA04B	清热解毒剂			
	甲	87	板蓝根颗粒	
	甲	88	穿心莲片(胶囊)	
	甲	89	清开灵片(胶囊、颗粒、软胶囊)	
	甲	★(89)	清开灵注射液	限二级及以上医疗机构并有急性中风偏瘫患者和上呼吸道感染、肺炎导致的高热患者
	甲	90	清热解毒片(胶囊、颗粒)	
	甲	91	小儿化毒散(胶囊)	
	甲	92	金叶败毒颗粒	
	甲	93	新癀片	
	甲	94	新清宁片	
	乙	★(87)	板蓝根片(口服液)	
	乙	95	穿心莲内酯胶囊(滴丸)	

续表

药品分类代码	药品分类	编号	药品名称	备注
	乙	★(88)	穿心莲丸	
	乙	96	胆木浸膏片(糖浆)	
	乙	97	冬凌草片(胶囊)	
	乙	98	复方板蓝根颗粒	
	乙	99	复方双花片(颗粒、口服液)	
	乙	100	复方银花解毒颗粒	
	乙	101	桂黄清热颗粒	
	乙	102	桂林西瓜霜	
	乙	103	活血解毒丸	
	乙	104	健儿清解液	
	乙	105	解毒活血栓	
	乙	106	金莲花片(胶囊、颗粒、口服液、软胶囊)	
	乙	107	金莲清热胶囊(颗粒)	
	乙	108	抗病毒胶囊(颗粒、口服液)	
	乙	109	四季抗病毒合剂	
	乙	110	抗骨髓炎片	
	乙	111	蓝芩颗粒	
	乙	112	莲必治注射液	限二级及以上医疗机构

续表

药品分类代码	药品分类	编号	药品名称	备注
	乙	113	六味丁香片	
	乙	114	千喜胶囊	
	乙	★(90)	清热解毒口服液	
	乙	115	清热散结片(胶囊)	
	乙	116	清瘟解毒丸(片)	
	乙	117	热毒宁注射液	限二级及以上医疗机构重症患者
	乙	118	万应胶囊	
	乙	119	喜炎平注射液	限二级及以上医疗机构重症患者
	乙	120	夏枯草膏(片、胶囊、颗粒、口服液)	
	乙	★(94)	新清宁胶囊	
	乙	121	炎宁糖浆	限儿童
	乙	122	银蒲解毒片	
	乙	123	玉叶解毒颗粒	
	乙	124	肿节风片(胶囊、颗粒)	
	乙	★(124)	肿节风注射液	限二级及以上医疗机构
	乙	125	蛇伤解毒片	
	乙	126	重楼解毒酊	
	乙	127	小儿清热宁颗粒	

续表

药品分类代码	药品分类	编号	药品名称	备注
ZA04C	清脏腑热剂			
ZA04CA	清热理肺剂			
	甲	128	连花清瘟片(胶囊、颗粒)	
	甲	129	银黄片(胶囊、颗粒)	
	乙	130	黛蛤散	
	乙	131	清肺抑火丸(片、胶囊)	
	乙	132	痰热清注射液	限二级及以上医疗机构重症患者
	乙	133	小儿清热利肺口服液	
	乙	134	儿童清肺口服液	
	乙	★(129)	银黄丸(口服液)	
	乙	135	鱼腥草注射液	限二级及以上医疗机构
ZA04CB	清肝解毒剂			
	甲	136	护肝片(胶囊、颗粒)	
	甲	137	益肝灵片(胶囊)	
	甲	138	五灵胶囊	
	乙	139	安络化纤丸	限有乙肝导致肝硬化的明确诊断证据
	乙	140	复方益肝灵片(胶囊)	
	乙	141	肝爽颗粒	

续表

药品分类代码	药品分类	编号	药品名称	备注
	乙	142	肝苏片(胶囊、颗粒)	
	乙	143	护肝宁丸(片、胶囊)	
	乙	★(136)	护肝丸	
	乙	144	利肝隆片(胶囊、颗粒)	
	乙	145	双虎清肝颗粒	
	乙	146	五酯丸(片、胶囊、颗粒)	
	乙	147	乙肝健片	
	乙	148	乙肝清热解毒片(胶囊、颗粒)	
	乙	149	茵莲清肝颗粒(合剂)	
	乙	150	健肝乐颗粒	
	乙	151	猪苓多糖胶囊	
ZA04CC	清肝胆湿热剂			
	甲	152	龙胆泻肝丸(片、胶囊、颗粒)	
	甲	153	茵栀黄颗粒(口服液)	
	甲	★(153)	茵栀黄注射液	限二级及以上医疗机构
	乙	154	八宝丹、八宝丹胶囊	
	乙	155	参芪肝康片(胶囊)	
	乙	156	垂盆草片(颗粒)	

续表

药品分类代码	药品分类	编号	药品名称	备注
	乙	157	大黄利胆片(胶囊)	
	乙	158	胆胃康胶囊	
	乙	159	当飞利肝宁片(胶囊)	
	乙	160	肝泰舒胶囊	
	乙	161	金黄利胆胶囊	
	乙	162	苦黄颗粒	
	乙	★(162)	苦黄注射液	限二级及以上医疗机构
	乙	163	利胆片	
	乙	164	舒胆片(胶囊)	
	乙	165	舒肝宁注射液	限急性肝炎、慢性肝炎活动期的患者
	乙	166	胰胆舒胶囊(颗粒)	
	乙	167	乙肝宁片(颗粒)	
	乙	168	茵陈五苓丸	
	乙	169	茵芪肝复颗粒	
	乙	★(153)	茵栀黄片(胶囊)	
	乙	170	茵陈退黄胶囊	
ZA04CD	清利肠胃湿热剂			
	甲	171	小儿泻速停颗粒	

续表

药品分类代码	药品分类	编号	药品名称	备注
	甲	172	复方黄连素片	
	甲	173	香连丸(片、胶囊)	
	甲	174	克痢痧胶囊	
	乙	175	苍苓止泻口服液	
	乙	176	肠胃舒胶囊	
	乙	177	肠炎宁片(颗粒)	
	乙	178	达立通颗粒	
	乙	179	儿泻停颗粒	
	乙	180	枫蓼肠胃康片(胶囊、颗粒、合剂)	
	乙	181	葛根芩连丸(片、胶囊、颗粒、口服液)	
	乙	182	黄厚止泻滴丸	
	乙	183	六味香连胶囊	
	乙	184	双苓止泻口服液	
	乙	185	香连化滞丸(片)	
	乙	186	小儿肠胃康颗粒	
	乙	187	泻停胶囊	
	乙	188	虎地肠溶胶囊	
	乙	189	连番止泻胶囊	

续表

药品分类代码	药品分类	编号	药品名称	备注
	乙	190	香连止泻片	
ZA04D	清热镇惊剂			
	乙	191	桂芍镇痫片	
	乙	192	新雪片(胶囊、颗粒)	
	乙	193	小儿珠珀散(珠珀猴枣散)	限小儿发热痰鸣
	乙	194	抱龙丸	
	乙	195	清热定惊散	
ZA05	温里剂			
ZA05A	温中散寒剂			
	甲	196	附子理中丸(片)	
	甲	197	理中丸	
	甲	198	海桂胶囊	
	乙	199	儿泻康贴膜	
	乙	200	复方胃痛胶囊	
	乙	201	桂附理中丸	
	乙	202	黄芪建中丸	
	乙	★(197)	理中片	
	乙	203	良附丸(滴丸)	

续表

药品分类代码	药品分类	编号	药品名称	备注
	乙	204	温胃舒片(胶囊、颗粒)	
	乙	205	乌梅丸	
	乙	206	小儿腹泻贴	
	乙	207	小建中片(胶囊、颗粒)	
	乙	208	虚寒胃痛胶囊(颗粒)	
	乙	209	纯阳正气丸	
	乙	210	济生橘核丸	
ZA05B	温中除湿剂			
	甲	211	香砂养胃丸(片、胶囊、颗粒)	
	甲	212	香砂平胃丸(散、颗粒)	
	乙	213	香砂理中丸	
	乙	★(211)	香砂养胃软胶囊	
ZA05C	回阳救逆剂			
	甲	214	参附注射液	限二级及以上医疗机构有阳气虚脱的急重症患者
	甲	215	四逆汤	
	乙	216	四逆散(颗粒)	

续表

药品分类代码	药品分类	编号	药品名称	备注
ZA06	化痰、止咳、平喘剂			
ZA06A	温化寒痰剂			
	甲	217	通宣理肺丸(片、胶囊、颗粒)	
	甲	218	小青龙胶囊(颗粒)	
	乙	219	保宁半夏颗粒	
	乙	220	二陈丸	
	乙	221	橘红痰咳颗粒(煎膏、液)	
	乙	★(217)	通宣理肺口服液	
	乙	222	杏苏止咳颗粒(糖浆、口服液)	
	乙	223	镇咳宁胶囊(颗粒、口服液、糖浆)	
ZA06B	理肺止咳剂			
ZA06BA	补肺止咳剂			
	乙	224	白百抗痨颗粒	
	乙	225	利肺片	
	乙	226	杏贝止咳颗粒	
ZA06BB	祛痰止咳剂			
	甲	227	祛痰止咳颗粒	
	甲	228	蛇胆陈皮散(片、胶囊)	
	甲	229	消咳喘片(胶囊、颗粒)	

续表

药品分类代码	药品分类	编号	药品名称	备注
	甲	230	强力枇杷膏(蜜炼)	
	甲	231	强力枇杷露(胶囊、颗粒)	
	乙	232	金荞麦片(胶囊)	
	乙	233	克咳片(胶囊)	
	乙	234	祛痰灵口服液	
	乙	★(227)	祛痰止咳胶囊	
	乙	★(228)	蛇胆陈皮液(口服液)	
	乙	★(229)	消咳喘糖浆	
	乙	235	宣肺止嗽合剂	
	乙	236	止咳丸(片、胶囊)	
	乙	237	治咳川贝枇杷露(滴丸)	
	乙	238	标准桃金娘油肠溶胶囊	
	乙	239	小儿咳喘颗粒	
ZA06BC	宣肺止咳剂			
	甲	240	清宣止咳颗粒	
	甲	241	急支颗粒	
	乙	★(241)	急支糖浆	
	乙	242	苏黄止咳胶囊	

续表

药品分类代码	药品分类	编号	药品名称	备注
	乙	243	小儿宣肺止咳颗粒	
ZA06C	清热化痰剂			
ZA06CA	清热化痰止咳			
	甲	244	肺力咳胶囊(合剂)	
	甲	245	橘红丸(片、胶囊、颗粒)	
	甲	246	蛇胆川贝液	
	甲	247	矽肺宁片	
	乙	248	百蕊颗粒	
	乙	249	川贝枇杷膏(片、胶囊、颗粒、糖浆)	
	乙	250	复方鲜竹沥液	
	乙	251	金振口服液	
	乙	252	牛黄蛇胆川贝液(片、胶囊、散、滴丸)	
	乙	253	枇杷止咳胶囊(颗粒、软胶囊)	
	乙	254	苓暴红止咳颗粒(口服液)	
	乙	255	清肺消炎丸	
	乙	256	清气化痰丸	
	乙	257	蛇胆川贝枇杷膏	
	乙	★(246)	蛇胆川贝散(胶囊、软胶囊)	

续表

药品分类代码	药品分类	编号	药品名称	备注
	乙	258	石椒草咳喘颗粒	
	乙	259	小儿肺热清颗粒	
	乙	260	小儿咳喘灵颗粒(口服液、合剂)	
	乙	261	止咳橘红丸(胶囊、颗粒)	
	乙	262	小儿咳嗽宁糖浆	
	乙	263	小儿清热宣肺贴膏	限急性支气管炎患儿
ZA06CB	清热化痰平喘			
	乙	264	清咳平喘颗粒	
	乙	265	小儿肺热咳喘颗粒(口服液)	
	乙	266	小儿热咳口服液	
	乙	267	止嗽化痰丸(胶囊、颗粒)	
	乙	268	麻杏宣肺颗粒	
	乙	269	小儿麻甘颗粒	
ZA06CC	清热化痰止惊			
	乙	270	小儿金丹(小儿金丹片)	
ZA06D	润肺化痰剂			
	甲	271	二母宁嗽丸(片、颗粒)	
	甲	272	养阴清肺丸(膏、颗粒、口服液、糖浆)	

续表

药品分类代码	药品分类	编号	药品名称	备注
	甲	273	润肺膏	
	乙	274	蜜炼川贝枇杷膏	
	乙	275	小儿清热止咳口服液(合剂、糖浆)	
ZA06E	平喘剂			
	甲	276	桂龙咳喘宁片(胶囊)	
	甲	277	蛤蚧定喘丸	
	甲	278	海珠喘息定片	
	乙	279	喘可治注射液	限二级及以上医疗机构支气管哮喘急性发作的患者
	乙	280	丹葶肺心颗粒	
	乙	281	定喘膏	
	乙	282	复方川贝精片(胶囊)	
	乙	283	固本咳喘片(胶囊、颗粒)	
	乙	284	固肾定喘丸	
	乙	★(276)	桂龙咳喘宁颗粒	
	乙	★(277)	蛤蚧定喘胶囊	
	乙	285	黑锡丹	
	乙	286	咳喘宁、咳喘宁片(胶囊、颗粒、合剂、口服液)	

续表

药品分类代码	药品分类	编号	药品名称	备注
	乙	287	咳喘顺丸	
	乙	288	苓桂咳喘宁胶囊	
	乙	289	三拗片	
	乙	290	苏子降气丸	
	乙	291	小儿定喘口服液	
	乙	292	小儿肺咳颗粒	
	乙	293	哮喘丸	
	乙	294	止喘灵口服液	
	乙	★(294)	止喘灵注射液	限二级及以上医疗机构
	乙	295	丹龙口服液	
ZA06F	消积化痰			
	甲	296	小儿消积止咳口服液	
	乙	★(296)	小儿消积止咳颗粒	
ZA07	开窍剂			
ZA07A	清热开窍剂			
	甲	297	安宫牛黄丸	限高热惊厥或中风所致的昏迷急救、抢救时使用
	甲	298	紫雪、紫雪胶囊(颗粒)	限高热惊厥急救、抢救时使用

续表

药品分类代码	药品分类	编号	药品名称	备注
	乙	299	安脑丸(片)	限高热神昏、中风窍闭的急救、抢救使用
	乙	300	瓜霜退热灵胶囊	
	乙	301	局方至宝丸	限高热惊厥急救、抢救时使用
	乙	302	速效牛黄丸	
	乙	303	万氏牛黄清心丸(片)	
	乙	★(303)	牛黄清心丸	
	乙	★(303)	牛黄清心丸(局方)	
	乙	304	醒脑静注射液	限二级及以上医疗机构并有中风昏迷、脑外伤昏迷或酒精中毒昏迷抢救的患者
	乙	305	珍黄安宫片	
ZA07B	芳香、化痰开窍剂			
	甲	306	礞石滚痰丸	
	甲	307	苏合香丸	
	乙	★(306)	礞石滚痰片	
	乙	308	十香返生丸	
	乙	309	痫愈胶囊	
ZA08	固涩剂			
ZA08A	固精止遗剂			

续表

药品分类代码	药品分类	编号	药品名称	备注
	乙	310	金锁固精丸	
ZA08B	固涩止泻剂			
	乙	311	参倍固肠胶囊	
	乙	312	固本益肠片(胶囊)	
	乙	313	固肠止泻丸(胶囊)	
	乙	314	秋泻灵颗粒	
	乙	315	涩肠止泻散	
	乙	316	痛泻宁颗粒	
	乙	317	小儿腹泻散	
	乙	318	肉蔻四神丸	
	乙	319	小儿广朴止泻口服液	
ZA08C	补肾缩尿剂			
	甲	320	缩泉丸(胶囊)	
ZA09	扶正剂			
ZA09A	补气剂			
ZA09AA	健脾益气剂			
	甲	321	补中益气丸(颗粒)	
	甲	322	参苓白术丸(散、颗粒)	

续表

药品分类代码	药品分类	编号	药品名称	备注
	乙	★(321)	补中益气片(合剂、口服液)	
	乙	★(322)	参苓白术片(胶囊)	
	乙	323	参芪十一味颗粒	
	乙	324	刺五加片(胶囊、颗粒)	
	乙	★(324)	刺五加注射液	限二级及以上医疗机构
	乙	325	黄芪片(颗粒)	
	乙	326	十一味参芪片(胶囊)	
	乙	327	四君子丸(颗粒)	
	乙	328	潞党参口服液	限儿童
ZA09AB	健脾和胃剂			
	甲	329	香砂六君丸	
	甲	330	安胃疡胶囊	
	甲	331	健脾生血片(颗粒)	
	乙	332	宝儿康散	
	乙	333	补脾益肠丸	
	乙	334	儿脾醒颗粒	
	乙	335	健儿消食合剂(口服液)	
	乙	336	健脾丸	

续表

药品分类代码	药品分类	编号	药品名称	备注
	乙	337	健脾止泻宁颗粒	
	乙	338	六君子丸	
	乙	339	启脾丸(口服液)	
	乙	340	人参健脾丸(片)	
	乙	341	胃复春片(胶囊)	
	乙	★(329)	香砂六君片	
	乙	342	醒脾养儿颗粒	
	乙	343	醒脾胶囊	
	乙	344	延参健胃胶囊	
	乙	345	养胃片(颗粒)	
	乙	346	养胃舒胶囊(片、颗粒、软胶囊)	
	乙	347	益气和胃胶囊	
	乙	348	半夏和胃颗粒	
	乙	349	小儿腹泻宁	
	乙	350	小儿厌食颗粒	
ZA09B	养血剂			
	甲	351	八珍丸(片、胶囊、颗粒)	
	甲	352	归脾丸(合剂)	

续表

药品分类代码	药品分类	编号	药品名称	备注
	乙	353	养阴生血合剂	限肿瘤放化疗患者且有白细胞减少的检验证据
	乙	354	益血生片(胶囊)	
	乙	355	当归补血丸(胶囊、颗粒、口服液)	
	乙	356	地榆升白片(胶囊)	
	乙	357	复方阿胶浆	限有重度贫血检验证据
	乙	★(352)	归脾片(胶囊、颗粒)	
	乙	358	升血小板胶囊	
	乙	359	生血宁片	
	乙	360	四物片(胶囊、颗粒)	
	乙	361	通脉养心丸	
	乙	362	维血宁颗粒(合剂)	
	乙	363	小儿生血糖浆	
	乙	364	益气维血片(胶囊、颗粒)	
	乙	365	再造生血片(胶囊)	
ZA09C	滋阴剂			
ZA09CA	滋补肾阴剂			
	甲	366	六味地黄丸	

续表

药品分类代码	药品分类	编号	药品名称	备注
	甲	367	知柏地黄丸	
	乙	368	补肾固齿丸	
	乙	369	茯蓉益肾颗粒	
	乙	370	大补阴丸	
	乙	★(366)	六味地黄片(胶囊、颗粒、口服液)	
	乙	371	麦味地黄丸(片、胶囊、口服液)	
	乙	★(367)	知柏地黄片(胶囊、颗粒)	
	乙	372	左归丸	
	乙	373	青蒿鳖甲片	
ZA09CB	滋补心肺剂			
	甲	374	滋心阴胶囊(颗粒、口服液)	
	乙	375	百合固金丸(片、颗粒、口服液)	
	乙	376	补肺活血胶囊	
	乙	377	结核丸	
ZA09CC	滋补肝肾剂			
	甲	378	杞菊地黄丸(片、胶囊)	
	乙	379	二至丸	
	乙	380	六味五灵片	限有转氨酶增高的慢性乙肝患者且经过中医辨证有符合说明书标明征候的

续表

药品分类代码	药品分类	编号	药品名称	备注
	乙	381	慢肝养阴片(胶囊)	
	乙	★(378)	杞菊地黄口服液	
	乙	382	天麻醒脑胶囊	
	乙	383	眩晕宁片(颗粒)	
ZA09CD	养阴清热、和胃剂			
	乙	384	消渴康颗粒	
	乙	385	阴虚胃痛片(胶囊、颗粒)	
ZA09D	温阳剂			
	甲	386	济生肾气丸(片)	
	甲	387	金匮肾气丸(片)	
	甲	388	四神丸(片)	
	乙	389	杜仲颗粒	
	乙	390	桂附地黄丸(片、胶囊、颗粒)	
	乙	391	右归丸(胶囊)	
ZA09E	阴阳双补剂			
	乙	392	复方苁蓉益智胶囊	
	乙	393	心脑欣片(胶囊)	
ZA09F	气血双补剂			

续表

药品分类代码	药品分类	编号	药品名称	备注
ZA09FA	补气养血剂			
	甲	394	生血宝颗粒(合剂)	
	乙	395	百令片	限器官移植抗排异、肾功能衰竭及肺纤维化
	乙	396	金水宝片(胶囊)	限器官移植抗排异、肾功能衰竭及肺纤维化
	乙	397	宁心宝胶囊	限难治性缓慢型心律失常患者使用
	乙	398	至灵胶囊	限器官移植抗排异、肾功能衰竭及肺纤维化
	乙	399	芪胶升白胶囊	
	乙	400	强肝片(胶囊、颗粒)	
	乙	401	人参归脾丸	
	乙	402	人参养荣丸	
	乙	403	养心定悸胶囊(颗粒)	
ZA09FB	补肾养血剂			
	乙	404	补肾益脑丸(片、胶囊)	
ZA09G	益气养阴剂			
	甲	405	消渴丸	

续表

药品分类代码	药品分类					编号	药品名称	备注
					甲	406	玉泉丸(胶囊、颗粒)	
					甲	407	参芪降糖片(胶囊、颗粒)	
					乙	408	固本丸	
					乙	409	金芪降糖丸(片、胶囊、颗粒)	
					乙	410	津力达颗粒(口服液)	
					乙	411	渴络欣胶囊	
					乙	412	芪冬颐心颗粒(口服液)	
					乙	413	芪蛭降糖片(胶囊)	
					乙	414	生脉饮(党参方)、生脉片(颗粒)(党参方)	
					乙	415	十味玉泉片(胶囊)	
					乙	416	糖脉康片(胶囊、颗粒)	
					乙	417	天麦消渴片	
					乙	418	天芪降糖胶囊	
					乙	419	消渴清颗粒	
					乙	420	心通颗粒(口服液)	
					乙	421	虚汗停胶囊(颗粒)	
					乙	422	养心生脉颗粒	
					乙	423	益脑片(胶囊)	

续表

药品分类代码	药品分类	编号	药品名称	备注
	乙	424	振源片(胶囊)	
	乙	425	复方皂矾丸	
	乙	426	参芪消渴颗粒	
	乙	427	麦芪降糖丸	
ZA09H	益气复脉剂			
	甲	428	参麦注射液	限二级及以上医疗机构并有急救、抢救临床证据或肿瘤放化疗证据的患者
	甲	429	参松养心胶囊	限有室性早搏的诊断证据
	甲	430	生脉饮、生脉胶囊(颗粒)	
	甲	★(430)	生脉注射液	限二级及以上医疗机构并有急救、抢救临床证据的患者
	乙	★(430)	生脉饮口服液	
	乙	431	生脉饮(人参方)	
	乙	432	稳心片(胶囊、颗粒)	限有室性早搏、房性早搏的诊断证据
	乙	433	益气复脉胶囊(颗粒)	
	乙	434	炙甘草合剂	
ZA10	安神剂			
ZA10A	养心安神剂			

续表

药品分类代码	药品分类	编号	药品名称	备注
	甲	435	柏子养心丸(片、胶囊)	
	甲	436	天王补心丹	
	甲	437	天王补心丸(片)	
	乙	438	安神补心丸(片、胶囊、颗粒)	
	乙	439	刺五加脑灵合剂(刺五加脑灵液)	
	乙	440	九味镇心颗粒	限有明确的焦虑症诊断证据
	乙	441	清脑复神液	
	乙	442	益心宁神片	
	乙	443	枣仁安神胶囊(颗粒、液)	
	乙	444	六味安神胶囊	
ZA10B	益气养血安神剂			
	乙	445	参芪五味子片(胶囊、颗粒)	
	乙	446	活力苏口服液	
	乙	447	七叶神安片	
	乙	448	养血安神片(颗粒)	
ZA10C	清肝安神剂			
	乙	449	百乐眠胶囊	
	乙	450	舒眠片(胶囊)	

续表

药品分类代码	药品分类	编号	药品名称	备注
ZA10D	补肾安神剂			
	甲	451	乌灵胶囊	
	乙	452	安神补脑片(胶囊、颗粒、液)	
	乙	453	补脑安神片(胶囊)	
	乙	454	甜梦胶囊(口服液)	
	乙	455	小儿黄龙颗粒	
ZA10E	重镇安神剂			
	乙	456	朱砂安神丸(片)	
ZA11	止血剂			
	甲	457	槐角丸	
	甲	458	十灰散(丸)	
	乙	459	独一味丸(片、胶囊、颗粒、软胶囊)	
	乙	460	裸花紫珠片(胶囊、颗粒)	
	乙	★(460)	裸花紫珠栓	
	乙	461	三七血伤宁散(胶囊)	
	乙	462	止血镇痛胶囊	
	乙	463	致康胶囊	
	乙	464	紫地宁血散	

续表

药品分类代码	药品分类	编号	药品名称	备注
	乙	465	榆栀止血颗粒	
ZA12	祛瘀剂			
ZA12A	益气活血剂			
	甲	466	麝香保心丸	
	甲	467	通心络片(胶囊)	
	甲	468	血栓心脉宁片(胶囊)	
	乙	469	补心气口服液	
	乙	470	参芍片(胶囊)	
	乙	471	大株红景天胶囊(片)	限有冠心病、心绞痛的明确诊断证据
	乙	472	灯银脑通胶囊	
	乙	473	复方地龙片(胶囊)	
	乙	474	冠心静片(胶囊)	
	乙	475	龙生蛭胶囊	
	乙	476	脉络通、脉络通片(胶囊、颗粒)	限周围血管血栓性病变
	乙	477	木丹颗粒	
	乙	478	脑安片(胶囊、颗粒、滴丸)	
	乙	479	脑脉泰胶囊	
	乙	480	脑心通丸(片、胶囊)	限中重度脑梗塞、冠心病、心绞痛患者

续表

药品分类代码	药品分类	编号	药品名称	备注
	乙	481	芪参胶囊	
	乙	482	芪参益气滴丸	
	乙	483	芪参通络胶囊	
	乙	484	芪龙胶囊	
	乙	485	肾衰宁片(胶囊、颗粒)	
	乙	486	舒心口服液	
	乙	487	消栓颗粒(肠溶胶囊)	
	乙	488	心悦胶囊	
	乙	489	养心氏片	
	乙	490	益心舒丸(片、胶囊、颗粒)	
	乙	491	益心丸(胶囊、颗粒)	
	乙	492	愈心痛胶囊	
	乙	493	补虚通瘀颗粒	
	乙	494	灵宝护心丹	
	乙	495	龙加通络胶囊	
	乙	496	芪丹通脉片	
ZA12B	行气活血剂			
	甲	497	地奥心血康胶囊	

续表

药品分类代码	药品分类	编号	药品名称	备注
	甲	498	复方丹参片(丸、胶囊、颗粒、滴丸)	
	甲	499	速效救心丸	
	甲	500	香丹注射液	限二级及以上医疗机构
	甲	501	血府逐瘀丸(片、胶囊)	
	甲	502	心可舒片	
	乙	★(498)	复方丹参喷雾剂	
	乙	503	冠脉宁片(胶囊)	
	乙	504	冠心丹参片(胶囊、颗粒、滴丸)	
	乙	505	冠心舒通胶囊	
	乙	506	黄杨宁片	
	乙	507	乐脉丸(片、胶囊、颗粒)	
	乙	508	理气活血滴丸	
	乙	509	利脑心片(胶囊)	
	乙	510	脑得生丸(片、胶囊、颗粒)	
	乙	★(497)	地奥心血康片(软胶囊)	
	乙	★(502)	心可舒丸(胶囊、颗粒)	
	乙	511	心脑宁胶囊	
	乙	★(501)	血府逐瘀颗粒(口服液)	

续表

药品分类代码	药品分类	编号	药品名称	备注
	乙	512	银丹心脑通软胶囊	
ZA12C	养血活血剂			
	甲	513	丹参注射液	限二级及以上医疗机构并有明确的缺血性心脑血管疾病急性发作证据的患者
	乙	★(513)	丹参片(胶囊、颗粒、口服液、合剂、滴丸)	
	乙	514	丹参舒心胶囊	
	乙	515	丹参益心胶囊	
	乙	516	丹七片(胶囊、软胶囊)	
	乙	517	扶正化瘀片(胶囊)	
	乙	518	复方川芎片(胶囊)	
	乙	519	双丹片(胶囊、颗粒)	
	乙	520	银丹心泰滴丸	
ZA12D	温阳活血剂			
	甲	521	芪苈强心胶囊	
	乙	522	参桂胶囊	
ZA12E	滋阴活血剂			
	甲	523	脉络宁注射液	限二级及以上医疗机构
	乙	★(523)	脉络宁颗粒(口服液)	

续表

药品分类代码	药品分类	编号	药品名称	备注
	乙	524	通塞脉片(胶囊、颗粒)	
ZA12F	补肾活血剂			
	乙	525	参仙升脉口服液	
	乙	526	丹鹿通督片	
	乙	527	黄根片	
	乙	528	培元通脑胶囊	
	乙	529	心宝丸	
	乙	530	心可宁胶囊	
	乙	531	心元胶囊	
	乙	532	正心泰片(胶囊、颗粒)	
ZA12G	化瘀宽胸剂			
	甲	533	冠心苏合丸(胶囊、软胶囊)	
	甲	534	活心丸	
	乙	535	葛兰心宁软胶囊	
	乙	★(533)	冠心苏合滴丸	
	乙	536	红花注射液	限二级及以上医疗机构并有急救、抢救临床证据的患者
	乙	537	救心丸	

续表

药品分类代码	药品分类	编号	药品名称	备注
	乙	538	苦碟子注射液	限二级及以上医疗机构并有明确冠心病、心绞痛、脑梗塞诊断的患者
	乙	539	宽胸气雾剂	
	乙	540	脉平片	
	乙	541	脑心清片(胶囊)	
	乙	542	麝香通心滴丸	
	乙	543	速效心痛滴丸	
	乙	544	心安胶囊	
	乙	545	心脉通片(胶囊)	
	乙	546	心血宁片(胶囊)	
	乙	547	延丹胶囊	
	乙	548	愈风宁心丸(片、胶囊、颗粒、滴丸)	
	乙	549	通心舒胶囊	
ZA12H	化瘀通脉剂			
	甲	550	灯盏花素片	
	甲	551	血塞通注射液	限二级及以上医疗机构的中风偏瘫或视网膜中央静脉阻塞的患者
	甲	★(551)	注射用血塞通(冻干)	限二级及以上医疗机构的中风偏瘫或视网膜中央静脉阻塞的患者

续表

药品分类代码	药品分类	编号	药品名称	备注
	甲	552	血栓通注射液	限二级及以上医疗机构的中风偏瘫或视网膜中央静脉阻塞的患者
	甲	★(552)	注射用血栓通(冻干)	限二级及以上医疗机构的中风偏瘫或视网膜中央静脉阻塞的患者
	甲	553	龙心素胶囊	
	乙	554	大川芎片(口服液)	
	乙	555	丹灯通脑片(胶囊、滴丸)	
	乙	556	灯盏生脉胶囊	
	乙	557	灯盏细辛胶囊(颗粒、软胶囊)	
	乙	★(557)	灯盏细辛注射液	限二级及以上医疗机构并有明确的缺血性心脑血管疾病急性发作证据的患者
	乙	★(550)	灯盏花素注射液	限二级及以上医疗机构并有明确的缺血性心脑血管疾病急性发作证据的患者
	乙	★(550)	注射用灯盏花素	限二级及以上医疗机构并有明确的缺血性心脑血管疾病急性发作证据的患者
	乙	558	葛酮通络胶囊	
	乙	559	冠心宁片	
	乙	★(559)	冠心宁注射液	限二级及以上医疗机构

续表

药品分类代码	药品分类	编号	药品名称	备注
	乙	560	龙血通络胶囊	
	乙	561	脉管复康片(胶囊)	
	乙	562	脉血康胶囊(肠溶片)	
	乙	563	脑脉利颗粒	
	乙	564	三七通舒胶囊	
	乙	★(551)	血塞通片(颗粒、胶囊、软胶囊、滴丸、分散片)	
	乙	★(552)	血栓通胶囊	
	乙	565	疏血通注射液	限二级及以上医疗机构并有明确的缺血性脑血管疾病急性发作证据的重症患者
	乙	566	天丹通络片(胶囊)	
	乙	567	豨莶通栓胶囊	
	乙	568	消栓通络片(胶囊、颗粒)	
	乙	569	消栓再造丸	
	乙	570	心达康片(胶囊)	
	乙	571	心脑康片(胶囊)	
	乙	572	心脑舒通片(胶囊)	
	乙	573	银杏叶丸(片、颗粒、胶囊、软胶囊、滴丸、口服液、酊)	

药品分类代码	药品分类	编号	药品名称	备注
	乙	574	银杏酮酯片(颗粒、胶囊、滴丸、分散片)	
	乙	575	杏灵分散片	
	乙	576	舒血宁注射液	限二级及以上医疗机构并有明确的缺血性心脑血管疾病急性发作证据的患者
	乙	★(325)	黄芪注射液	限二级及以上医疗机构病毒性心肌炎患者
	乙	577	银盏心脉滴丸	
	乙	578	逐瘀通脉胶囊	
	乙	579	复脉定胶囊	
	乙	580	复方龙血竭胶囊	
ZA12I	活血消癥剂			
	乙	581	鳖甲煎丸	
	乙	582	大黄䗪虫丸(片、胶囊)	
	乙	583	复方鳖甲软肝片	
	乙	584	活血通脉片(胶囊)	
	乙	585	脑栓通胶囊	
	乙	586	脑血康片(滴丸)	
	乙	587	脑栓康复胶囊	

续表

药品分类代码	药品分类	编号	药品名称	备注
	乙	588	脑血疏口服液	限出血性中风急性期及恢复早期
	乙	589	消癥丸	
ZA12J	祛瘀化痰剂			
	乙	590	丹蒌片	
	乙	591	瓜蒌皮注射液	限二级及以上医疗机构并有冠心病稳定型心绞痛明确诊断证据的患者
	乙	592	醒脑再造丸(胶囊)	
	乙	593	心速宁胶囊	
ZA13	理气剂			
ZA13A	疏肝解郁剂			
	甲	594	丹栀逍遥丸	
	甲	595	逍遥丸(颗粒)	
	乙	596	柴胡舒肝丸	
	乙	★(594)	丹栀逍遥片(胶囊)	
	乙	597	红花逍遥片(胶囊、颗粒)	
	乙	598	加味逍遥丸(片、胶囊、颗粒)	
	乙	599	九味肝泰胶囊	
	乙	600	平肝舒络丸	

续表

药品分类代码	药品分类	编号	药品名称	备注
	乙	601	舒肝解郁胶囊	
	乙	602	舒肝丸(散、片、颗粒)	
	乙	★(595)	逍遥片	
	乙	603	越鞠丸	
ZA13B	疏肝和胃剂			
	甲	604	气滞胃痛片(胶囊、颗粒)	
	甲	605	三九胃泰颗粒(胶囊)	
	甲	606	胃苏颗粒	
	甲	607	元胡止痛片(胶囊、颗粒、滴丸)	
	甲	608	金胃泰胶囊	
	甲	609	枳术宽中胶囊	
	乙	610	荜铃胃痛颗粒	
	乙	611	颠茄片	
	乙	612	复方陈香胃片	
	乙	613	复方田七胃痛片(胶囊)	
	乙	614	肝达康片(胶囊、颗粒)	
	乙	615	加味左金丸	
	乙	616	健胃消炎颗粒	

续表

药品分类代码	药品分类	编号	药品名称	备注
	乙	617	健胃愈疡片(胶囊、颗粒)	
	乙	618	荆花胃康胶丸	
	乙	619	快胃片	
	乙	620	摩罗丹	
	乙	621	木香顺气丸(颗粒)	
	乙	622	舒肝健胃丸	
	乙	623	舒肝止痛丸	
	乙	624	胃肠安丸	
	乙	625	胃康胶囊	
	乙	626	胃康灵丸(片、胶囊、颗粒)	
	乙	627	胃力康颗粒	
	乙	628	胃痛宁片	
	乙	629	香砂枳术丸	
	乙	630	小儿香橘丸	
	乙	★(607)	元胡止痛口服液	
	乙	631	枳术丸(颗粒)	
	乙	632	中满分消丸	
	乙	633	左金丸(片、胶囊)	

续表

药品分类代码	药品分类	编号	药品名称	备注
	乙	634	猴头健胃灵片	
	乙	635	舒肝消积丸	
ZA14	消导剂			
ZA14A	健脾消食			
	乙	636	王氏保赤丸	
	乙	637	小儿七星茶颗粒(口服液、糖浆)	
	乙	638	小儿消食片(颗粒)	
	乙	639	健胃消食口服液	
	乙	640	胃痞消颗粒	限有明确诊断证据的萎缩性胃炎患者
	乙	★(639)	健胃消食片	限儿童
ZA14B	消食导滞			
	甲	641	保和丸(片、颗粒)	
	甲	642	小儿化食丸(口服液)	
	乙	643	槟榔四消丸(片)	
	乙	644	沉香化滞丸	
	乙	645	化积颗粒(口服液)	限儿童
	乙	646	开胸顺气丸(胶囊)	
	乙	647	木香槟榔丸	

续表

药品分类代码	药品分类	编号	药品名称	备注
	乙	648	神曲消食口服液	
	乙	649	四磨汤口服液	
	乙	650	一捻金、一捻金胶囊	限儿童
	乙	651	越鞠保和丸	
	乙	652	枳实导滞丸	
ZA15	治风剂			
ZA15A	疏散外风剂			
	甲	653	川芎茶调丸(散、片、颗粒)	
	乙	★(653)	川芎茶调口服液	
	乙	654	都梁滴丸(软胶囊)	
	乙	655	秦归活络口服液	
	乙	656	祛风止痛丸(片、胶囊)	
	乙	657	疏风活络丸(片)	
	乙	658	通天口服液	
	乙	659	头风痛丸(胶囊)	
	乙	660	镇脑宁胶囊	
ZA15B	平肝熄风剂			
	甲	661	牛黄降压丸(片、胶囊)	

续表

药品分类代码	药品分类	编号	药品名称	备注
	甲	662	松龄血脉康胶囊	
	甲	663	丹珍头痛胶囊	
	乙	664	九味熄风颗粒	
	乙	665	牛黄抱龙丸	
	乙	666	强力定眩片(胶囊)	
	乙	667	清肝降压胶囊	
	乙	668	清脑降压片(胶囊、颗粒)	
	乙	669	全天麻片(胶囊)	
	乙	670	天菊脑安胶囊	
	乙	671	天麻钩藤颗粒	
	乙	672	消眩止晕片	
	乙	673	珍菊降压片	
ZA15C	平肝潜阳剂			
	甲	674	平眩胶囊	
	乙	675	安宫降压丸	
	乙	676	复方罗布麻颗粒	
	乙	677	脑立清丸(片、胶囊)	
	乙	678	天智颗粒	

续表

药品分类代码	药品分类	编号	药品名称	备注
ZA15D	化痰熄风剂			
	乙	679	半夏天麻丸	
	乙	680	癫痫康胶囊	
	乙	681	癫痫平片	
	乙	682	化风丹	
	乙	683	天黄猴枣散	
ZA15E	化瘀祛风剂			
	甲	684	正天丸(胶囊)	
	甲	685	天舒片(胶囊)	
	乙	686	丹膝颗粒	
	乙	687	复方夏天无片	
	乙	688	强力天麻杜仲丸(胶囊)	
	乙	689	头痛宁胶囊	
	乙	690	肿痛安胶囊	
ZA15F	养血祛风剂			
	甲	691	养血清脑丸(颗粒)	
	乙	692	养血荣筋丸	

续表

药品分类代码	药品分类	编号	药品名称	备注
ZA15G	祛风通络剂			
	甲	693	华佗再造丸	
	甲	694	人参再造丸	
	甲	695	小活络丸(片)	
	乙	696	川蛭通络胶囊	限脑梗塞恢复期
	乙	697	大活络丸(胶囊)	
	乙	698	骨龙胶囊	
	乙	699	散风活络丸	
	乙	700	麝香海马追风膏	
	乙	701	天和追风膏	
	乙	702	天麻丸(片、胶囊)	
	乙	703	通络开痹片	
	乙	704	再造丸	
	乙	705	中风回春丸(片、胶囊)	
	乙	706	祖师麻膏药	
	乙	★(706)	祖师麻片	
	乙	707	复方小活络丸	
	乙	708	祛风骨痛凝胶膏(祛风骨痛巴布膏)	

续表

药品分类代码	药品分类	编号	药品名称	备注
ZA16	祛湿剂			
ZA16A	散寒除湿剂			
	甲	709	风湿骨痛片(胶囊、颗粒)	
	甲	710	追风透骨丸(片、胶囊)	
	乙	711	风湿祛痛胶囊	
	乙	712	附桂骨痛片(胶囊、颗粒)	
	乙	713	复方雪莲胶囊	
	乙	714	关节止痛膏	
	乙	715	寒湿痹片(胶囊、颗粒)	
	乙	716	金乌骨通胶囊	
	乙	717	罗浮山风湿膏药	
	乙	718	木瓜丸(片)	
	乙	719	七味通痹口服液	
	乙	720	万通筋骨片	
	乙	721	威灵骨刺膏	
ZA16B	清热除湿剂			
	甲	722	四妙丸	
	甲	723	二妙丸	
	甲	724	滑膜炎片	

续表

药品分类代码	药品分类	编号	药品名称	备注
	甲	725	正清风痛宁缓释片	
	甲	★(725)	正清风痛宁片(胶囊)	
	乙	★(724)	滑膜炎颗粒(胶囊)	
	乙	726	当归拈痛丸(颗粒)	
	乙	727	湿热痹片(胶囊、颗粒)	
	乙	728	痛风定片(胶囊)	
	乙	729	痛风舒片	
	乙	★(725)	正清风痛宁注射液	
	乙	730	昆明山海棠片	
ZA16C	祛风除湿剂			
	甲	731	复方风湿宁片(胶囊、颗粒)	
	甲	732	雷公藤片 雷公藤多苷[甙]片	
	乙	733	风湿马钱片	
	乙	734	关节克痹丸	
	乙	735	黑骨藤追风活络胶囊	
	乙	736	虎力散、虎力散片(胶囊)	
	乙	737	加味天麻胶囊	

续表

药品分类代码	药品分类	编号	药品名称	备注
	乙	738	金骨莲片(胶囊)	
	乙	739	抗狼疮散	
	乙	740	昆仙胶囊	
	乙	741	麝香追风膏	
	乙	742	疏风定痛丸	
	乙	743	通络骨质宁膏	
	乙	744	狼疮丸	
	乙	745	舒筋通络颗粒	
ZA16D	化瘀祛湿剂			
	甲	746	肾炎四味片(胶囊)	
	甲	747	盘龙七片	
	乙	748	马栗种子提取物片	
	乙	749	迈之灵片	
	乙	750	脉络舒通丸(颗粒)	
	乙	751	肾康栓	限有明确慢性肾功能衰竭诊断的患者
	乙	★(751)	肾康注射液	限二级及以上医疗机构慢性肾功能衰竭的患者
	乙	★(746)	肾炎四味丸(颗粒)	

续表

药品分类代码	药品分类	编号	药品名称	备注
	乙	752	通络祛痛膏	
	乙	753	瘀血痹片(胶囊、颗粒)	
	乙	754	补肾通淋颗粒	
ZA16E	消肿利水剂			
	甲	755	尿毒清颗粒	
	甲	756	五苓散(片、胶囊)	
	乙	757	复方雪参胶囊	
	乙	758	黄葵胶囊	
	乙	759	肾炎舒片(胶囊、颗粒)	
	乙	760	肾炎消肿片	
	乙	761	舟车丸	
ZA16F	清热通淋剂			
	甲	762	癃清片(胶囊)	
	甲	763	三金片(胶囊)	
	甲	764	双石通淋胶囊	
	甲	765	银花泌炎灵片	
	乙	766	八正片(胶囊、颗粒)	
	乙	767	导赤丸	

续表

药品分类代码	药品分类	编号	药品名称	备注
	乙	768	复方金钱草颗粒	
	乙	769	复方石淋通片(胶囊)	
	乙	770	克淋通胶囊	
	乙	771	泌淋胶囊(颗粒)	
	乙	772	泌淋清胶囊	
	乙	773	泌宁胶囊	
	乙	774	尿感宁颗粒	
	乙	775	尿清舒颗粒	
	乙	776	宁泌泰胶囊	
	乙	777	前列安栓	
	乙	778	前列安通片(胶囊)	
	乙	779	前列倍喜胶囊	
	乙	780	前列平胶囊	
	乙	781	前列舒通胶囊	
	乙	782	前列舒丸	
	乙	783	前列泰丸(片、胶囊、颗粒)	
	乙	784	前列通片(胶囊)	
	乙	785	清热通淋丸(片、胶囊)	

续表

药品分类代码	药品分类	编号	药品名称	备注
	乙	786	清浊祛毒丸	
	乙	787	热淋清片(胶囊、颗粒)	
	乙	★(763)	三金颗粒	
	乙	788	肾安胶囊	
	乙	789	肾复康片(胶囊)	
	乙	790	肾舒颗粒	
	乙	791	舒泌通胶囊	
	乙	792	翁沥通片(胶囊、颗粒)	
	乙	793	血尿安片(胶囊)	
	乙	794	野菊花栓	
	乙	795	分清五淋丸	
	乙	796	黄莪胶囊	
	乙	797	龙金通淋胶囊	
	乙	798	双冬胶囊	
ZA16G	化瘀通淋剂			
	甲	799	癃闭舒片(胶囊)	
	乙	800	海昆肾喜胶囊	限慢性肾功能衰竭失代偿期非透析患者或尿毒症早期非透析患者

续表

药品分类代码	药品分类	编号	药品名称	备注
	乙	801	灵泽片	
	乙	802	尿塞通片(胶囊)	
	乙	803	前列癃闭通片(胶囊、颗粒)	
	乙	804	前列舒乐片(胶囊、颗粒)	
	乙	805	前列欣胶囊	
	乙	806	夏荔芪胶囊	
	乙	807	泽桂癃爽片(胶囊)	
ZA16H	扶正祛湿剂			
	甲	808	风湿液	
	甲	809	普乐安片(胶囊)	
	甲	810	肾炎康复片	
	甲	811	尪痹片(胶囊、颗粒)	
	乙	812	萆薢分清丸	
	乙	813	痹祺胶囊	
	乙	814	独活寄生丸(颗粒、合剂)	
	乙	815	金天格胶囊	
	乙	816	肾康宁片(胶囊、颗粒)	
	乙	817	天麻壮骨丸	

续表

药品分类代码	药品分类	编号	药品名称	备注
	乙	818	通痹片(胶囊)	
	乙	819	益肾蠲痹丸	
	乙	820	壮骨伸筋胶囊	
	乙	821	壮腰健肾丸(片)	
	乙	822	益肾化湿颗粒	
ZA17	化浊降脂剂			
	甲	823	血脂康胶囊	
	甲	824	脂必妥片	
	甲	825	脂必泰胶囊	
	乙	826	丹香清脂颗粒	
	乙	★(823)	血脂康片	
	乙	★(824)	脂必妥胶囊	
	乙	827	荷丹片(胶囊)	
	乙	828	化滞柔肝颗粒	
	乙	829	降脂灵片(颗粒)	
	乙	830	降脂通脉胶囊	
	乙	831	绞股蓝总甙片(胶囊)	
	乙	832	绞股蓝总苷胶囊(颗粒)	

续表

药品分类代码	药品分类	编号	药品名称	备注
	乙	833	壳脂胶囊	
	乙	834	蒲参胶囊	
	乙	835	血脂平胶囊	
	乙	836	血滞通胶囊	
ZB	外科用药			
ZB01	清热剂			
ZB01A	清利肝胆剂			
	甲	837	消炎利胆片(胶囊、颗粒)	
	乙	★(837)	消炎利胆分散片	
	乙	838	大柴胡颗粒	
	乙	839	胆康片(胶囊)	
	乙	840	胆宁片	
	乙	841	胆石利通片(胶囊)	
	乙	842	胆石通胶囊	
	乙	843	胆舒片(胶囊、软胶囊)	
	乙	844	复方胆通片(胶囊)	
	乙	845	金胆片	
	乙	★(837)	消炎利胆软胶囊	

续表

药品分类代码	药品分类	编号	药品名称	备注
	乙	846	益胆片(胶囊)	
ZB01B	清热解毒剂			
	甲	847	地榆槐角丸	
	甲	848	季德胜蛇药片	
	甲	849	京万红软膏	
	甲	850	连翘败毒丸(片、膏)	
	甲	851	拔毒膏	
	甲	852	拔毒生肌散	
	乙	853	锡类散	
	乙	854	蟾酥锭	
	乙	855	丹参酮胶囊	
	乙	856	肤痔清软膏	
	乙	857	复方黄柏液涂剂	
	乙	858	虎黄烧伤搽剂	
	乙	859	积雪苷霜软膏	
	乙	860	解毒烧伤软膏	
	乙	861	解毒生肌膏	
	乙	862	康复新液	

续表

药品分类代码	药品分类	编号	药品名称	备注
	乙	863	六神凝胶	
	乙	864	六应丸	
	乙	865	龙珠软膏	
	乙	866	牛黄醒消丸	
	乙	867	青龙蛇药片	
	乙	868	麝香痔疮栓	
	乙	869	生肌玉红膏	
	乙	870	湿润烧伤膏	
	乙	871	烫疮油	
	乙	872	烫伤油	
	乙	873	外用应急软膏	
	乙	874	外用紫金锭	
	乙	875	五福化毒丸(片)	限儿童
	乙	876	五黄膏	
	乙	877	小败毒膏	
	乙	878	湛江蛇药	
	乙	879	痔血丸	
	乙	880	生肌八宝散	

续表

药品分类代码	药品分类	编号	药品名称	备注
	乙	881	提毒散	
ZB01C	清热利湿剂			
	甲	882	马应龙麝香痔疮膏	
	甲	883	如意金黄散	
	甲	884	消痔灵注射液	
	甲	885	肛泰栓(软膏)	
	乙	886	创灼膏	
	乙	887	肛安栓	
	乙	888	槐榆清热止血胶囊	
	乙	889	九华膏	
	乙	890	九华痔疮栓	
	乙	891	普济痔疮栓	
	乙	892	消炎止痛膏	
	乙	893	消痔栓(软膏)	
	乙	★(893)	消痔丸	
	乙	894	痔疮片(胶囊)	
	乙	★(894)	痔疮栓	
	乙	895	痔康片(胶囊)	

续表

药品分类代码	药品分类	编号	药品名称	备注
ZB01D	通淋消石剂			
	甲	896	结石通片(胶囊)	
	甲	897	排石颗粒	
	乙	898	琥珀消石颗粒	
	乙	899	结石康胶囊	
	乙	900	金钱草片(胶囊、颗粒)	
	乙	901	金钱胆通颗粒	
	乙	902	利胆排石散(片、胶囊、颗粒)	
	乙	903	尿石通丸	
	乙	904	肾石通丸(片、颗粒)	
ZB02	温经理气活血散结剂			
	甲	905	内消瘰疬丸	
	乙	906	代温灸膏	
	乙	907	复方夏枯草膏	
	乙	908	茴香橘核丸	
	乙	★(905)	内消瘰疬片	
	乙	909	五海瘿瘤丸	
	乙	910	西黄丸(胶囊)	限恶性肿瘤

续表

药品分类代码	药品分类	编号	药品名称	备注
	乙	911	小金丸(片、胶囊)	
	乙	912	阳和解凝膏	
	乙	913	腰肾膏	
ZC	肿瘤用药			
ZC01	抗肿瘤药			
	甲	914	华蟾素片(胶囊)	限癌症疼痛
	甲	★(914)	华蟾素注射液	限癌症疼痛且吞咽困难者
	甲	915	平消片(胶囊)	限恶性实体肿瘤
	乙	916	艾迪注射液	限二级及以上医疗机构中晚期癌症
	乙	917	安替可胶囊	限食管癌
	乙	918	参莲胶囊(颗粒)	限中晚期癌症
	乙	919	慈丹胶囊	限肝癌
	乙	920	复方斑蝥胶囊	
	乙	921	复方红豆杉胶囊	限中晚期癌症
	乙	922	复方苦参注射液	限二级及以上医疗机构中晚期癌症
	乙	923	肝复乐片(胶囊)	限肝癌
	乙	924	化癥回生口服液	限中晚期肺癌和肝癌
	乙	925	回生口服液	限中晚期肺癌和肝癌

续表

药品分类代码	药品分类	编号	药品名称	备注
	乙	926	金龙胶囊	限肝癌
	乙	927	康莱特软胶囊	限中晚期肺癌
	乙	928	威麦宁胶囊	限中晚期癌症
	乙	929	消癌平丸(颗粒)、消癌平片(通关藤片)、消癌平胶囊(通关藤胶囊)、消癌平口服液(通关藤口服液)	限中晚期癌症
	乙	930	通关藤注射液(消癌平注射液)	限二级及以上医疗机构中晚期癌症
	乙	931	鸦胆子油乳注射液	限二级及以上医疗机构中晚期癌症
	乙	★(931)	鸦胆子油软胶囊(口服乳液)	限中晚期癌症
	乙	932	紫龙金片	限肺癌
ZC02	肿瘤辅助用药			
	甲	933	贞芪扶正片(胶囊、颗粒)	限恶性肿瘤放化疗血象指标低下
	乙	934	艾愈胶囊	限恶性肿瘤放化疗并有白细胞减少的检验证据
	乙	935	安康欣胶囊	限中晚期癌症
	乙	936	参丹散结胶囊	限中晚期癌症
	乙	937	参芪扶正注射液	限二级及以上医疗机构;与肺癌、胃癌放化疗同步使用并有血象指标低下及免疫功能低下证据的患者

续表

药品分类代码	药品分类	编号	药品名称	备注
	乙	938	复方蟾酥膏	限晚期癌性疼痛
	乙	939	槐耳颗粒	限肝癌
	乙	940	健脾益肾颗粒	限恶性肿瘤放化疗血象指标低下及免疫功能低下的患者
	乙	941	金复康口服液	限原发性非小细胞肺癌
	乙	942	康力欣胶囊	限中晚期癌症
	乙	943	芪珍胶囊	限中晚期癌症
	乙	944	生白颗粒(口服液、合剂)	限恶性肿瘤放化疗期间白细胞检验指标明显低下
	乙	945	养血饮口服液	限肿瘤放化疗患者
	乙	946	养正合剂	限恶性肿瘤放化疗期间白细胞检验指标明显低下
	乙	947	养正消积胶囊	限肝癌采用肝动脉介入治疗术后的辅助治疗
	乙	948	益肺清化膏	限晚期肺癌
	乙	★(151)	猪苓多糖注射液	限恶性肿瘤化疗免疫功能低下
ZD	妇科用药			
ZD01	理血剂			

续表

药品分类代码	药品分类	编号	药品名称	备注
ZD01A	理气养血剂			
	甲	949	妇科十味片	
	甲	950	补血益母丸(颗粒)	
	甲	951	坤宁颗粒(口服液)	
	乙	952	补血生乳颗粒	
	乙	953	妇科调经片(胶囊、颗粒、滴丸)	
	乙	954	妇科再造丸(胶囊)	
	乙	955	妇女痛经丸(颗粒)	
	乙	956	复方益母片(胶囊、颗粒)	
	乙	★(956)	复方益母口服液	
	乙	957	经舒胶囊(颗粒)	
	乙	958	七制香附丸	
	乙	959	五加生化胶囊	
	乙	960	经前舒颗粒	
	乙	961	香附调经止痛丸	
ZD01B	活血化瘀剂			
	甲	962	桂枝茯苓丸(片、胶囊)	
	甲	963	鲜益母草胶囊	

续表

药品分类代码	药品分类	编号	药品名称	备注
	甲	964	益母草膏(片、胶囊、颗粒)	
	甲	965	少腹逐瘀丸(胶囊、颗粒)	
	甲	966	生化丸	
	乙	967	丹莪妇康煎膏(颗粒)	
	乙	968	丹黄祛瘀片(胶囊)	
	乙	969	坤复康片(胶囊)	
	乙	970	散结镇痛胶囊	
	乙	971	舒尔经片(胶囊、颗粒)	
	乙	972	田七痛经胶囊	
	乙	973	调经活血片(胶囊)	
	乙	974	痛经宝颗粒	
	乙	975	新生化片(颗粒)	
	乙	★(964)	益母草注射液	限生育保险
	乙	976	化瘀散结灌肠液	
	乙	977	加味生化颗粒	
	乙	978	产后逐瘀胶囊	
ZD01C	止血剂			
	甲	979	安宫止血颗粒	

续表

药品分类代码	药品分类	编号	药品名称	备注
	甲	980	葆宫止血颗粒	
	甲	981	茜芷胶囊	
	乙	982	断血流片(胶囊、颗粒、口服液)	
	乙	983	妇科断红饮胶囊	
	乙	★(981)	茜芷片	
	乙	984	血平片	
	乙	985	宫血停颗粒	
ZD02	清热剂			
ZD02A	内服药			
	甲	986	妇科千金片(胶囊)	
	甲	987	妇炎消胶囊	
	甲	988	宫血宁胶囊	
	甲	989	宫炎平片(胶囊)	
	甲	990	花红片(胶囊、颗粒)	
	甲	991	金刚藤糖浆	
	乙	992	妇乐片(胶囊、颗粒)	
	乙	993	妇炎平胶囊	
	乙	994	妇炎舒片(胶囊)	

药品分类代码	药品分类	编号	药品名称	备注
	乙	995	固经丸	
	乙	★(991)	金刚藤丸(片、胶囊、颗粒)	
	乙	996	金鸡片(胶囊、颗粒)	
	乙	997	康妇炎胶囊	
	乙	998	抗妇炎胶囊	
	乙	999	抗宫炎片(胶囊、颗粒)	
	乙	1000	盆炎净片(胶囊、颗粒、口服液)	
	乙	1001	妇可靖胶囊	
ZD02B	外用药			
	甲	1002	保妇康栓	
	乙	★(1002)	保妇康凝胶	
	乙	★(993)	妇炎平栓	
	乙	1003	妇阴康洗剂	
	乙	1004	复方沙棘籽油栓	
	乙	1005	宫颈炎康栓	
	乙	1006	康妇凝胶	
	乙	1007	康妇消炎栓	
	乙	1008	苦参软膏(凝胶)	

续表

药品分类代码	药品分类	编号	药品名称	备注
	乙	1009	治糜康栓	
	乙	1010	椿乳凝胶	
	乙	1011	妇必舒阴道泡腾片	
	乙	1012	百草妇炎清栓	
ZD03	扶正剂			
	甲	1013	艾附暖宫丸	
	甲	1014	八珍益母丸(片、胶囊)	
	甲	1015	更年安片	
	甲	1016	乌鸡白凤丸(片、胶囊)	
	甲	1017	坤泰胶囊	
	乙	1018	安坤颗粒(片、胶囊)	
	乙	1019	安坤赞育丸	
	乙	★(1014)	八珍益母膏	
	乙	1020	产复康颗粒	
	乙	1021	地贞颗粒	
	乙	1022	定坤丹(丸)	限月经不调,行经腹痛
	乙	★(1015)	更年安丸(胶囊)	
	乙	1023	女金丸(片、胶囊)	

续表

药品分类代码	药品分类	编号	药品名称	备注
	乙	1024	女珍颗粒	
	乙	1025	千金止带丸	
	乙	★(1016)	乌鸡白凤颗粒	
	乙	1026	孕康颗粒(口服液)	
	乙	1027	滋肾育胎丸	
ZD04	消肿散结剂			
	甲	1028	宫瘤清片(胶囊、颗粒)	
	甲	1029	乳癖消片(胶囊、颗粒)	
	甲	1030	红金消结片(胶囊)	
	乙	1031	丹鹿胶囊	限乳腺增生
	乙	1032	宫瘤宁片(胶囊、颗粒)	
	乙	1033	宫瘤消胶囊	
	乙	1034	乳核散结片(胶囊)	
	乙	1035	乳康丸(片、胶囊、颗粒)	
	乙	1036	乳块消片(胶囊、颗粒)	
	乙	1037	乳宁丸(片、胶囊)	
	乙	1038	乳宁颗粒	
	乙	1039	乳癖散结片(胶囊、颗粒)	

续表

药品分类代码	药品分类	编号	药品名称	备注
	乙	★(1029)	乳癖消丸	
	乙	1040	乳增宁片(胶囊)	
	乙	1041	消结安胶囊	
	乙	1042	消乳散结胶囊	
	乙	1043	岩鹿乳康片(胶囊)	
	乙	1044	止痛化癥片(胶囊、颗粒)	
ZE	眼科用药			
ZE01	清热剂			
	甲	1045	黄连羊肝丸	
	甲	1046	明目上清丸(片)	
	甲	1047	熊胆滴眼液	
	乙	1048	明目蒺藜丸	
	乙	1049	复方熊胆滴眼液	
	乙	★(87)	板蓝根滴眼液	
	乙	1050	拨云退翳丸	
	乙	★(1045)	黄连羊肝片	
	乙	1051	马应龙八宝眼膏	
	乙	1052	麝珠明目滴眼液	

续表

药品分类代码	药品分类	编号	药品名称	备注
	乙	★(14)	双黄连滴眼剂	
	乙	1053	消朦眼膏	
	乙	★(135)	鱼腥草滴眼液	
ZE02	扶正剂			
	甲	1054	明目地黄丸	
	甲	1055	石斛夜光丸	
	甲	1056	障眼明片(胶囊)	
	甲	1057	珍珠明目滴眼液	
	乙	★(1054)	明目地黄胶囊	
	乙	1058	复明片(胶囊、颗粒)	
	乙	1059	和血明目片	
	乙	1060	金花明目丸	
	乙	1061	芪明颗粒	限2型糖尿病视网膜病变单纯型
	乙	1062	芎杞颗粒	限弱视
	乙	1063	石斛明目丸	
	乙	★(1055)	石斛夜光颗粒	
	乙	1064	双丹明目胶囊	限2型糖尿病视网膜病变单纯型
	乙	1065	止血祛瘀明目片	

续表

药品分类代码	药品分类	编号	药品名称	备注
ZE03	祛瘀剂			
	甲	1066	复方血栓通胶囊	
	乙	1067	丹红化瘀口服液	
	乙	1068	复方血栓通片(颗粒、软胶囊、滴丸)	
	乙	1069	夏天无滴眼液	
ZF	耳鼻喉科用药			
ZF01	耳病			
	甲	1070	耳聋左慈丸	
	甲	1071	通窍耳聋丸	
	乙	1072	耳聋丸(胶囊)	
	乙	1073	冰连滴耳剂	
ZF02	鼻病			
	甲	1074	鼻炎康片	
	甲	1075	藿胆丸(片、滴丸)	
	甲	1076	香菊片(胶囊)	
	甲	1077	辛芩颗粒	
	乙	1078	鼻窦炎口服液	
	乙	1079	鼻咽清毒颗粒(鼻咽清毒剂)	

续表

药品分类代码	药品分类	编号	药品名称	备注
	乙	1080	鼻炎片	
	乙	1081	小儿鼻炎片	
	乙	1082	鼻渊舒胶囊(口服液)	
	乙	1083	鼻渊通窍颗粒	
	乙	1084	千柏鼻炎片	
	乙	1085	散风通窍滴丸	
	乙	1086	通窍鼻炎片(胶囊、颗粒)	
	乙	★(1077)	辛芩片	
	乙	1087	辛夷鼻炎丸	
	乙	1088	苍耳子鼻炎滴丸(胶囊)	
ZF03	咽喉病			
	甲	1089	冰硼散	
	甲	1090	黄氏响声丸	
	甲	★(863)	六神丸	
	甲	1091	清咽滴丸	
	甲	1092	玄麦甘桔胶囊(颗粒)	
	乙	1093	北豆根胶囊	
	乙	1094	川射干黄酮胶囊	

续表

药品分类代码	药品分类					编号	药品名称	备注
					乙	1095	儿童清咽解热口服液	
					乙	1096	复方珍珠口疮颗粒	
					乙	1097	甘桔冰梅片	
					乙	1098	喉咽清颗粒(口服液)	
					乙	1099	金喉健喷雾剂	
					乙	1100	金嗓开音丸(片、胶囊、颗粒)	
					乙	1101	金嗓散结丸(片、胶囊、颗粒)	
					乙	1102	开喉剑喷雾剂(含儿童型)	
					乙	★(863)	六神胶囊	
					乙	1103	梅花点舌丸(片、胶囊)	
					乙	1104	清喉咽颗粒	
					乙	1105	清咽润喉丸	
					乙	1106	清音丸	
					乙	1107	双料喉风散	
					乙	1108	退热清咽颗粒	
					乙	1109	小儿青翘颗粒(小儿金翘颗粒)	
					乙	1110	小儿咽扁颗粒	
					乙	1111	咽立爽口含滴丸	

续表

药品分类代码	药品分类	编号	药品名称	备注
	乙	1112	黏膜溃疡散	
	乙	1113	珠黄散	
	乙	1114	八味锡类散	
	乙	1115	甘桔清咽颗粒	
ZF04	牙病			
	乙	1116	齿痛冰硼散	
	乙	1117	丁细牙痛胶囊	
	乙	1118	复方牙痛酊	
	乙	1119	速效牙痛宁酊	
ZF05	口腔病			
	甲	1120	口腔溃疡散	
	甲	1121	口炎清颗粒	
	乙	1122	口腔炎气雾剂(喷雾剂)	
	乙	★(1121)	口炎清片(胶囊)	
	乙	1123	连芩珍珠滴丸	
ZG	骨伤科用药			
ZG01	活血化瘀剂			
ZG01A	内服药			

续表

药品分类代码	药品分类					编号	药品名称	备注
					甲	1124	跌打丸	
					甲	1125	接骨七厘散(丸、片、胶囊)	
					甲	1126	七厘散(胶囊)	
					甲	1127	三七伤药片(胶囊、颗粒)	
					甲	1128	伤科接骨片	
					甲	1129	云南白药、云南白药片(胶囊)	
					乙	1130	跌打活血散(胶囊)	
					乙	★(1124)	跌打片	
					乙	1131	跌打七厘散(片)	
					乙	1132	复方伤痛胶囊	
					乙	1133	骨折挫伤胶囊	
					乙	1134	红药片(胶囊)	
					乙	1135	龙血竭散(片、胶囊)	
					乙	1136	沈阳红药、沈阳红药胶囊	
					乙	1137	愈伤灵胶囊	
					乙	1138	云南红药胶囊	
					乙	1139	正骨紫金丸	

续表

药品分类代码	药品分类	编号	药品名称	备注
ZG01B	外用药			
	甲	★(1129)	云南白药酊(膏、气雾剂)	
	乙	★(1134)	红药贴膏(气雾剂)	
	乙	1140	活血风湿膏	
	乙	1141	筋骨伤喷雾剂	
	乙	1142	伤科灵喷雾剂	
	乙	1143	麝香活血化瘀膏	
	乙	1144	神农镇痛膏	
	乙	1145	消肿止痛酊	
	乙	1146	肿痛气雾剂	
ZG02	活血通络剂			
ZG02A	内服药			
	甲	1147	活血止痛散(片、胶囊、软胶囊)	
	甲	1148	颈舒颗粒	
	甲	1149	舒筋活血丸(片、胶囊)	
	甲	1150	颈复康颗粒	
	甲	1151	腰痹通胶囊	
	乙	1152	骨刺宁片(胶囊)	
	乙	1153	活络丸	

续表

药品分类代码	药品分类	编号	药品名称	备注
	乙	1154	活血舒筋酊	
	乙	1155	颈通颗粒	
	乙	1156	颈痛颗粒	
	乙	1157	扭伤归胶囊	
	乙	1158	痛舒片(胶囊)	
	乙	1159	痛血康胶囊	
	乙	1160	腰痛宁胶囊	
	乙	1161	治伤胶囊	
	乙	1162	归芪活血胶囊	限神经根型颈椎病
ZG02B	外用药			
	甲	1163	狗皮膏	
	甲	★(1163)	狗皮膏(改进型)	
	甲	★(1163)	精制狗皮膏	
	甲	★(1163)	新型狗皮膏	
	甲	1164	复方南星止痛膏	
	甲	1165	麝香追风止痛膏	
	乙	1166	跌打万花油	
	乙	1167	骨通贴膏	

续表

药品分类代码	药品分类	编号	药品名称	备注
	乙	1168	骨痛灵酊	
	乙	1169	骨友灵搽剂	
	乙	1170	骨质宁搽剂	
	乙	★(1147)	活血止痛膏	
	乙	1171	六味祛风活络膏	
	乙	1172	展筋活血散	
	乙	1173	镇痛活络酊	
	乙	1174	正骨水	
	乙	1175	正红花油	
	乙	★(1161)	治伤软膏	
	乙	1176	壮骨麝香止痛膏	
	乙	1177	关节镇痛巴布膏	
ZG03	补肾壮骨剂			
	甲	1178	骨刺丸(片、胶囊)	
	甲	1179	仙灵骨葆胶囊	限中重度骨质疏松
	乙	1180	复方杜仲健骨颗粒	
	乙	1181	骨康胶囊	
	乙	1182	骨疏康胶囊(颗粒)	

续表

药品分类代码	药品分类	编号	药品名称	备注
	乙	1183	骨松宝胶囊(颗粒)	
	乙	1184	骨仙片	
	乙	1185	骨愈灵片(胶囊)	
	乙	1186	护骨胶囊	
	乙	1187	抗骨增生丸(片、胶囊、颗粒)	
	乙	1188	抗骨质增生丸	
	乙	1189	龙牡壮骨颗粒	限小儿佝偻病
	乙	1190	芪骨胶囊	限女性绝经后骨质疏松症
	乙	1191	强骨胶囊	
	乙	1192	藤黄健骨丸(片、胶囊)	
	乙	★(1179)	仙灵骨葆片(颗粒)	限中重度骨质疏松
	乙	1193	壮骨关节丸(胶囊)	
	乙	1194	壮骨止痛胶囊	限有原发性骨质疏松的诊断并有骨痛的临床症状
	乙	1195	恒古骨伤愈合剂	
	乙	1196	全杜仲胶囊	限肾虚腰痛
ZH	皮肤科用药			
	甲	1197	金蝉止痒胶囊	限荨麻疹

续表

药品分类代码	药品分类	编号	药品名称	备注
	甲	1198	润燥止痒胶囊	
	甲	1199	消银片(胶囊、颗粒)	
	乙	1200	疤痕止痒软化乳膏(软化膏)	限工伤保险
	乙	1201	白灵片(胶囊)	
	乙	1202	斑秃丸	
	乙	1203	除湿止痒软膏	
	乙	1204	当归苦参丸	
	乙	1205	肤痒颗粒	
	乙	1206	复方青黛丸(片、胶囊)	
	乙	1207	复方土槿皮酊	
	乙	1208	复方紫草油	
	乙	1209	黑豆馏油软膏	
	乙	1210	荆肤止痒颗粒	
	乙	1211	皮肤康洗液	
	乙	1212	皮敏消胶囊	
	乙	1213	乌蛇止痒丸	
	乙	1214	消风止痒颗粒	限儿童
	乙	1215	癣湿药水	

续表

药品分类代码	药品分类	编号	药品名称	备注
	乙	1216	复方硫黄乳膏	
	乙	1217	蛇脂参黄软膏	
	乙	1218	银屑胶囊(颗粒)	
	乙	1219	郁金银屑片	
ZI	民族药			
ZI01	藏药			
	乙	1220	八味沉香丸	
	乙	1221	白脉软膏	
	乙	1222	冰黄肤乐软膏	
	乙	1223	常松八味沉香散	
	乙	1224	大月晶丸	
	乙	1225	二十味沉香丸	
	乙	1226	二十味肉豆蔻丸	
	乙	1227	二十五味大汤丸	
	乙	1228	二十五味儿茶丸	
	乙	1229	二十五味驴血丸	
	乙	1230	二十五味珊瑚丸(胶囊)	
	乙	1231	二十五味松石丸	

续表

药品分类代码	药品分类	编号	药品名称	备注
	乙	1232	二十五味珍珠丸	
	乙	1233	洁白丸(胶囊)	
	乙	1234	九味牛黄丸	
	乙	1235	利舒康胶囊	
	乙	1236	流感丸	
	乙	1237	六味能消丸(胶囊)	
	乙	1238	诺迪康片(胶囊、颗粒、口服液)	
	乙	1239	帕朱丸	
	乙	1240	七十味珍珠丸	
	乙	1241	七味红花殊胜散(丸)	
	乙	1242	青鹏膏剂(软膏)	
	乙	1243	仁青常觉	
	乙	1244	仁青芒觉、仁青芒觉胶囊	
	乙	1245	如意珍宝丸	
	乙	1246	三十五味沉香丸	
	乙	1247	珊瑚七十味丸	
	乙	1248	十味蒂达胶囊	
	乙	1249	十味黑冰片丸	

续表

药品分类代码	药品分类	编号	药品名称	备注
	乙	1250	十味龙胆花胶囊(颗粒)	
	乙	1251	十五味沉香丸	
	乙	1252	十五味黑药丸	
	乙	1253	十五味龙胆花丸	
	乙	1254	石榴健胃丸(片、胶囊、散)	
	乙	1255	五味麝香丸	
	乙	1256	消痛贴膏	
	乙	1257	雪山金罗汉止痛涂膜剂	
	乙	1258	智托洁白丸	
	乙	1259	坐珠达西	
	乙	1260	安神丸	
	乙	1261	六味明目丸	
	乙	1262	六味安消丸	
ZI02	蒙药			
	乙	1263	阿拉坦五味丸	
	乙	1264	安神补心六味丸	
	乙	1265	巴特日七味丸	
	乙	1266	大黄三味片	

续表

药品分类代码	药品分类	编号	药品名称	备注
	乙	1267	风湿二十五味丸	
	乙	1268	寒水石二十一味散	
	乙	1269	红花清肝十三味丸	
	乙	1270	黄柏八味片	
	乙	1271	吉祥安坤丸	
	乙	1272	六味安消散(片、胶囊)	
	乙	1273	那如三味丸	
	乙	1274	暖宫七味丸(散)	
	乙	1275	清感九味丸	
	乙	1276	清热八味丸(散、胶囊)	
	乙	1277	清心沉香八味丸(散)	
	乙	1278	肉蔻五味丸	
	乙	1279	扫日劳清肺止咳胶囊	
	乙	1280	四味土木香散	
	乙	1281	调元大补二十五味汤散	
	乙	1282	外用溃疡散	
	乙	1283	乌兰十三味汤散	
	乙	1284	消积洁白丸	

续表

药品分类代码	药品分类	编号	药品名称	备注
	乙	1285	小儿石蔻散	
	乙	1286	益肾十七味丸	
	乙	1287	扎冲十三味丸	
	乙	1288	珍宝丸	
	乙	1289	珍珠通络丸	
	乙	1290	凉血十味散(片)	
ZI03	维药			
	乙	1291	阿娜尔妇洁液	
	乙	1292	爱维心口服液	
	乙	1293	百癣夏塔热片(胶囊)	
	乙	1294	复方高滋斑片	
	乙	1295	复方卡力孜然酊	
	乙	1296	复方木尼孜其颗粒	
	乙	1297	寒喘祖帕颗粒	
	乙	1298	护肝布祖热颗粒	
	乙	1299	健心合米尔高滋斑安比热片	
	乙	1300	罗补甫克比日丸	
	乙	1301	玛木然止泻胶囊	

续表

药品分类代码	药品分类	编号	药品名称	备注
	乙	1302	玫瑰花口服液	
	乙	1303	尿通卡克乃其片	
	乙	1304	清热卡森颗粒	
	乙	1305	石榴补血糖浆	
	乙	1306	通滞苏润江片(胶囊)	
	乙	1307	西帕依固龈液	
	乙	1308	炎消迪娜儿糖浆	
	乙	1309	养心达瓦依米西克蜜膏	
	乙	1310	益心巴迪然吉布亚颗粒	
	乙	1311	祖卡木颗粒	
	乙	1312	消白软膏	

协议期内谈判药品部分

(一)西　药

药品分类代码	药品分类	编号	药品名称	医保支付标准	备注	协议有效期
XA	消化道和代谢方面的药物					
XA02	治疗胃酸相关类疾病的药物					
XA02B	治疗消化性溃疡病和胃食道反流病的药物					
XA02BC	质子泵抑制剂					
	乙	1	注射用艾普拉唑钠	71 元(每支 10 mg)	消化性溃疡出血	2022 年 1 月 1 日至 2023 年 12 月 31 日
XA02BX	其他治疗消化性溃疡病和胃食道反流病的药物					
	乙	2	富马酸伏诺拉生片	*	限反流性食管炎的患者	2021 年 3 月 1 日至 2022 年 12 月 31 日
XA04	止吐药和止恶心药					
	乙	3	甲磺酸多拉司琼注射液	13.6 元(每支 1 mL:12.5 mg) 66.82 元(每支 5 mL:100 mg)	限放化疗且吞咽困难患者	2021 年 3 月 1 日至 2022 年 12 月 31 日

续表

药品分类代码	药品分类	编号	药品名称	医保支付标准	备注	协议有效期
XA05	胆和肝治疗药					
XA05B	肝脏治疗药、抗脂肪肝药					
	乙	4	甘草酸单铵半胱氨酸氯化钠注射液	40 元(每瓶 100 mL) 81.16 元(每瓶 250 mL)	限肝功能衰竭或无法使用甘草酸口服制剂的患者	2022 年 1 月 1 日至 2023 年 12 月 31 日
	乙	5	精氨酸谷氨酸注射液	54 元(每瓶 200 mL:20 g) 54 元(每袋 200 mL:20 g)	限肝性脑病	2022 年 1 月 1 日至 2023 年 12 月 31 日
	乙	6	门冬氨酸鸟氨酸颗粒	1.70 元(每袋 1 g) 3.95 元(每袋 3 g)	治疗因急、慢性肝病如肝硬化、脂肪肝、肝炎所致的高血氨症,特别适合治疗早期的意识失调或神经系统并发症	2022 年 1 月 1 日至 2023 年 12 月 31 日
XA06	治疗便秘药物					
	乙	7	利那洛肽胶囊	*	限成人便秘型肠易激综合征(IBS-C)	2021 年 3 月 1 日至 2022 年 12 月 31 日
XA10	糖尿病用药					
XA10A	胰岛素及其类似药物					
XA10AC	胰岛素及其类似物,中效					

续表

药品分类代码	药品分类	编号	药品名称	医保支付标准	备注	协议有效期
	乙	8	德谷门冬双胰岛素注射液	*	限其他胰岛素或口服药难以控制的2型糖尿病患者	2021年3月1日至2022年12月31日
XA10B	降血糖药物，不含胰岛素					
XA10BD	口服复方降糖药					
	乙	9	二甲双胍恩格列净片(Ⅰ)	1.21元(每片含盐酸二甲双胍500 mg与恩格列净5 mg)	本品配合饮食控制和运动，适用于正在接受恩格列净和盐酸二甲双胍治疗的2型糖尿病成人患者，用于改善这些患者的血糖控制	2022年1月1日至2023年12月31日
XA10BF	α-葡萄糖苷酶抑制剂					
	乙	10	阿卡波糖咀嚼片	0.465元(每片50 mg)		2021年3月1日至2022年12月31日
XA10BJ	胰高血糖素样肽-1(GLP-1)类似物					
	乙	11	艾塞那肽注射液	*	限二甲双胍等口服降糖药或胰岛素控制效果不佳的BMI≥25的患者，首次处方时需由二级及以上医疗机构专科医师开具处方	2022年1月1日至2023年12月31日
	乙	12	利拉鲁肽注射液	*	限二甲双胍等口服降糖药或胰岛素控制效果不佳的BMI≥25的患者，首次处方时需由二级及以上医疗机构专科医师开具处方	2022年1月1日至2023年12月31日

续表

药品分类代码	药品分类	编号	药品名称	医保支付标准	备注	协议有效期
	乙	13	利司那肽注射液	*	限二甲双胍等口服降糖药或胰岛素控制效果不佳的 BMI≥25 的患者,首次处方时需由二级及以上医疗机构专科医师开具处方	2022 年 1 月 1 日至 2023 年 12 月 31 日
	乙	14	贝那鲁肽注射液	*	限二甲双胍等口服降糖药或胰岛素控制效果不佳的 BMI≥25 的患者,首次处方时需由二级及以上医疗机构专科医师开具处方	2021 年 3 月 1 日至 2022 年 12 月 31 日
	乙	15	度拉糖肽注射液	*	限二甲双胍等口服降糖药或胰岛素控制效果不佳的 BMI≥25 的患者,首次处方时需由二级及以上医疗机构专科医师开具处方	2021 年 3 月 1 日至 2022 年 12 月 31 日
	乙	16	聚乙二醇洛塞那肽注射液	110 元(每支 0.5 mL:0.1 mg) 187 元(每支 0.5 mL:0.2 mg)	限二甲双胍等口服降糖药或胰岛素控制效果不佳的 BMI≥25 的患者,首次处方时需由二级及以上医疗机构专科医师开具处方	2021 年 3 月 1 日至 2022 年 12 月 31 日
	乙	17	司美格鲁肽注射液	*	本品适用于成人 2 型糖尿病患者的血糖控制:在饮食控制和运动基础上,接受二甲双胍和/或磺脲类药物治疗血糖仍控制不佳的成人 2 型糖尿病患者。适用于降低伴有心血管疾病的 2 型糖尿病成人患者的主要心血管不良事件(心血管死亡、非致死性心肌梗死或非致死性卒中)风险	2022 年 1 月 1 日至 2023 年 12 月 31 日

续表

药品分类代码	药品分类	编号	药品名称	医保支付标准	备注	协议有效期
XA10BK	钠-葡萄糖协同转运蛋白 2(SGLT-2)抑制剂					
	乙	18	达格列净片	*	限二线用药	2022 年 1 月 1 日至 2023 年 12 月 31 日
	乙	19	艾托格列净片	*	限二线用药	2021 年 3 月 1 日至 2022 年 12 月 31 日
XA16	其他消化道及代谢用药					
	乙	20	麦格司他胶囊	*	限 C 型尼曼匹克病患者	2022 年 1 月 1 日至 2023 年 12 月 31 日
	乙	21	盐酸乙酰左卡尼汀片	0. 58 元(每片 0. 25 g) 0. 99 元(每片 0. 5 g)	限临床确诊的糖尿病周围神经病变患者	2021 年 3 月 1 日至 2022 年 12 月 31 日
	乙	22	注射用维得利珠单抗	*	限中度至重度活动性溃疡性结肠炎的二线用药或中度至重度活动性克罗恩病的二线用药	2021 年 3 月 1 日至 2022 年 12 月 31 日

续表

药品分类代码	药品分类	编号	药品名称	医保支付标准	备注	协议有效期
	乙	23	阿加糖酶α注射用浓溶液	*	本品用于确诊为法布雷病(α-半乳糖苷酶A缺乏症)患者的长期酶替代治疗。本品适用于成人、儿童和青少年。尚未确定本品在0~6岁儿童中的安全性和有效性	2022年1月1日至2023年12月31日
XB	血液和造血器官药					
XB01	抗血栓形成药					
XB01A	抗血栓形成药					
XB01AC	血小板凝聚抑制剂,肝素除外					
	乙	24	司来帕格片	*	限WHO功能分级Ⅱ~Ⅲ级的肺动脉高压(WHO第1组)的患者	2022年1月1日至2023年12月31日
	乙	25	铝镁匹林片(Ⅱ)	1.5元(每片含阿司匹林81 mg,重质碳酸镁22 mg,甘羟铝11 mg)		2021年3月1日至2022年12月31日
XB01AD	酶类					
	乙	26	注射用重组人组织型纤溶酶原激酶衍生物	*	限急性心肌梗死发病12小时内使用	2022年1月1日至2023年12月31日
	乙	27	注射用重组人尿激酶原	508元(每支5 mg)	限急性心肌梗死发病12小时内使用	2022年1月1日至2023年12月31日

续表

药品分类代码	药品分类	编号	药品名称	医保支付标准	备注	协议有效期
	乙	28	注射用阿替普酶	*	限急性心肌梗死发病12小时内、脑梗死发病3小时内的溶栓治疗,超过说明书规定用药时限的不予支付	2021年3月1日至2022年12月31日
	乙	29	注射用重组人TNK组织型纤溶酶原激活剂	3 688元(每支16 mg: 1.0×10^{7} IU)	限急性心肌梗死发病6小时内使用	2021年3月1日至2022年12月31日
XB01AF	直接Xa因子抑制剂					
	乙	30	甲苯磺酸艾多沙班片	6.26元(每片15 mg) 10.65元(每片30 mg) 18.11元(每片60 mg)	限华法林治疗控制不良或出血高危的非瓣膜性房颤、深静脉血栓、肺栓塞患者	2021年3月1日至2022年12月31日
XB02	抗出血药					
XB02B	维生素K和其他止血药					
	乙	31	注射用重组人凝血因子Ⅶa	*	用于下列患者群体出血的治疗,以及外科手术或有创操作出血的防治:1. 凝血因子Ⅷ或Ⅸ的抑制物大于5个Bethesda单位(BU)的先天性血友病患者;预计对注射凝血因子Ⅷ或凝血因子Ⅸ,具有高记忆应答的先天性血友病患者。2. 获得性血友病患者。3. 先天性凝血因子Ⅶ(FⅦ)缺乏症患者。4. 具有血小板膜糖蛋白Ⅱb-Ⅲa(GPⅡb-Ⅲa)和/或人白细胞抗原(HLA)抗体和既往或现在对血小板输注无效或不佳的血小板无力症患者	2022年1月1日至2023年12月31日

续表

药品分类代码	药品分类	编号	药品名称	医保支付标准	备注	协议有效期
	乙	32	重组人血小板生成素注射液	*	限实体瘤化疗后所致的严重血小板减少症或特发性血小板减少性紫癜	2021年3月1日至2022年12月31日
	乙	33	注射用尖吻蝮蛇血凝酶	*	限出血性疾病治疗的二线用药;预防使用不予支付	2021年3月1日至2022年12月31日
	乙	34	马来酸阿伐曲泊帕片	*	限择期行诊断性操作或者手术的慢性肝病相关血小板减少症的成年患者	2021年3月1日至2022年12月31日
	乙	35	人凝血因子Ⅸ	*	用于凝血因子Ⅸ缺乏症(B型血友病)患者的出血治疗	2022年1月1日至2023年12月31日
	乙	36	艾曲泊帕乙醇胺片	*	本品适用于既往对糖皮质激素、免疫球蛋白等治疗反应不佳的成人和12岁及以上儿童慢性免疫性(特发性)血小板减少症(ITP)患者,使血小板计数升高并减少或防止出血。本品仅用于因血小板减少和临床条件导致出血风险增加的ITP患者	2022年1月1日至2023年12月31日

续表

药品分类代码	药品分类	编号	药品名称	医保支付标准	备注	协议有效期
	乙	37	海曲泊帕乙醇胺片	*	1. 本品适用于既往对糖皮质激素、免疫球蛋白等治疗反应不佳的慢性原发免疫性血小板减少症（ITP）成人患者，使血小板计数升高并减少或防止出血。本品仅用于因血小板减少和临床条件导致出血风险增加的 ITP 患者。2. 本品适用于对免疫抑制治疗（IST）疗效不佳的重型再生障碍性贫血（SAA）成人患者。基于一项Ⅱ期单臂试验的结果附条件批准本适应证。该适应证的完全批准将取决于正在进行的确证性临床试验的结果	2022 年 1 月 1 日至 2023 年 12 月 31 日
XB03	抗贫血药					
XB03B	维生素 B_{12} 和叶酸					
	乙	38	罗沙司他胶囊	*	本品适用于慢性肾脏病（CKD）引起的贫血，包括透析及非透析患者	2022 年 1 月 1 日至 2023 年 12 月 31 日
XB05	血液代用品和灌注液					
XB05B	静脉注射液					
XB05BA	胃肠外营养液					

续表

药品分类代码	药品分类	编号	药品名称	医保支付标准	备注	协议有效期
	乙	39	多种油脂肪乳($C_{6\sim24}$)注射液	*	限经营养风险筛查,明确具有营养风险的肝功能不全(严重肝功能不全者除外)患者的二线用药。消化道有功能患者使用时不予支付	2022年1月1日至2023年12月31日
	乙	40	复方氨基酸注射液(18AA-V-SF)	24.15元[每瓶100 mL:3.224 g(总氨基酸)与5 g木糖醇] 48.70元[每瓶250 mL:8.06 g(总氨基酸)与12.5 g木糖醇] 82.79元[每瓶500 mL:16.12 g(总氨基酸)与25 g木糖醇]	用于营养不良、低蛋白血症及外科手术前后	2022年1月1日至2023年12月31日
	乙	41	复方氨基酸注射液(14AA-SF)	37.40元[每瓶50 mL:4.2 g(总氨基酸)] 129.16元[每瓶250 mL:21.2 g(总氨基酸)]	用于改善手术前后病人营养状态,亦用于蛋白质消化和吸收障碍,蛋白质摄取量不足或消耗过多等所致的轻度营养不良	2022年1月1日至2023年12月31日
XB06	其他血液系统用药					
XB06A	其他血液系统用药					
XB06AC	遗传性血管性水肿药物					

续表

药品分类代码	药品分类	编号	药品名称	医保支付标准	备注	协议有效期
	乙	42	醋酸艾替班特注射液	*	用于治疗成人、青少年和2岁及2岁以上儿童的遗传性血管性水肿(HAE)急性发作	2022年1月1日至2023年12月31日
XC	心血管系统					
XC01	心脏治疗药					
XC01C	强心苷类除外的心脏兴奋药					
	乙	43	盐酸奥普力农注射液	198元(每支5 mL:5 mg)	限其他药物疗效不佳的急性心力衰竭的短期静脉治疗	2021年3月1日至2022年12月31日
XC01E	其他心脏疾病用药					
	乙	44	注射用重组人脑利钠肽	445元(每支0.5 mg)	限二级及以上医疗机构用于规范治疗效果不佳的急性失代偿性心力衰竭短期治疗,单次住院支付不超过3天	2022年1月1日至2023年12月31日
	乙	45	丹参酮 $Ⅱ_A$ 磺酸钠注射液	11.9元(每支2 mL:10 mg)	限明确冠心病稳定型心绞痛诊断的患者,支付不超过14天	2021年3月1日至2022年12月31日
XC02K	其他抗高血压药					
	乙	46	波生坦片	*	限WHO功能分级Ⅱ~Ⅳ级的肺动脉高压(WHO第1组)的患者	2022年1月1日至2023年12月31日

药品分类代码	药品分类	编号	药品名称	医保支付标准	备注	协议有效期
	乙	47	波生坦分散片	*	限3~12岁特发性或先天性肺动脉高压患者	2022年1月1日至2023年12月31日
	乙	48	利奥西呱片	*	限以下情况方可支付：1. 术后持续性或复发性慢性血栓栓塞性肺动脉高压（CTEPH）或不能手术的CTEPH，且WHO FC为Ⅱ~Ⅲ级的患者；2. 动脉性肺动脉高压（PAH）且WHO FC为Ⅱ~Ⅲ级患者的二线用药	2022年1月1日至2023年12月31日
	乙	49	马昔腾坦片	*	限WHO功能分级Ⅱ~Ⅲ级的肺动脉高压（WHO第1组）的患者	2022年1月1日至2023年12月31日
XC07	β-受体阻滞剂					
XC07A	β-受体阻滞剂					
XC07AB	选择性β-受体阻滞剂					
	乙	50	注射用盐酸兰地洛尔	168元（每支50 mg）	1. 手术过程中发生的下列快速性心律失常的紧急治疗：心房纤颤、心房扑动、窦性心动过速。2. 手术后循环系统动态监护时发生的快速性心律失常的紧急治疗：心房纤颤、心房扑动、窦性心动过速。3. 心功能不全患者发生下列快速性心律失常的治疗：心房纤颤、心房扑动	2022年1月1日至2023年12月31日

续表

药品分类代码	药品分类	编号	药品名称	医保支付标准	备注	协议有效期
XC08	钙通道阻滞剂					
XC08C	主要作用于血管的选择性钙通道阻滞剂					
XC08CA	二氢吡啶衍生物类					
	乙	51	氨氯地平叶酸片（Ⅱ）	1.58 元[每片含苯磺酸氨氯地平 5 mg(以氨氯地平计）与叶酸 0.8 mg]	用于治疗伴有血浆同型半胱氨酸水平升高的原发性高血压。氨氯地平降低血压,叶酸降低血同型半胱氨酸水平,升高血叶酸水平	2022 年 1 月 1 日至 2023 年 12 月 31 日
XC09	作用于肾素-血管紧张素系统的药物					
XC09C	血管紧张素Ⅱ拮抗剂的单方药					
	乙	52	阿利沙坦酯片	*	用于轻、中度原发性高血压的治疗	2022 年 1 月 1 日至 2023 年 12 月 31 日
	乙	53	阿齐沙坦片	*	高血压	2022 年 1 月 1 日至 2023 年 12 月 31 日

药品分类代码	药品分类	编号	药品名称	医保支付标准	备注	协议有效期
XC09D	血管紧张素Ⅱ拮抗剂的复方制剂					
	乙	54	沙库巴曲缬沙坦钠片	*	1. 以沙库巴曲缬沙坦计 50 mg、100 mg、200 mg：用于射血分数降低的慢性心力衰竭（NYHA Ⅱ～Ⅳ级，LVEF≤40%）成人患者，降低心血管死亡和心力衰竭住院的风险。沙库巴曲缬沙坦钠片可代替血管紧张素转化酶抑制剂（ACEI）或血管紧张素Ⅱ受体拮抗剂（ARB），与其他心力衰竭治疗药物合用。2. 以沙库巴曲缬沙坦计 100 mg、200 mg：用于治疗原发性高血压	2022 年 1 月 1 日至 2023 年 12 月 31 日
XC10	调节血脂药					
XC10A	单方调节血脂药					
XC10AX	其他调节血脂药					
	乙	55	海博麦布片	6.7 元（每片 10 mg） 11.39 元（每片 20 mg）	本品作为饮食控制以外的辅助治疗，可单独或与 HMG-CoA 还原酶抑制剂（他汀类）联合用于治疗原发性（杂合子家族性或非家族性）高胆固醇血症，可降低总胆固醇（TC）、低密度脂蛋白胆固醇（LDL-C）、载脂蛋白 B（Apo B）水平	2022 年 1 月 1 日至 2023 年 12 月 31 日

续表

药品分类代码	药品分类	编号	药品名称	医保支付标准	备注	协议有效期
	乙	56	依洛尤单抗注射液	*	1. 降低心血管事件的风险:在已有动脉粥样硬化性心血管疾病的成人患者中,降低心肌梗死、卒中以及冠脉血运重建的风险。通过与最大耐受剂量的他汀类药物联合用药,伴随或不伴随其他降脂疗法,或者在他汀类药物不耐受或禁忌使用的患者中,单独用药或与其他降脂疗法联合用药。2. 原发性高胆固醇血症(包括杂合子型家族性高胆固醇血症)和混合型血脂异常:可作为饮食的辅助疗法,用于成人原发性高胆固醇血症(杂合子家族性和非家族性)或混合型血脂异常患者的治疗,以降低低密度脂蛋白胆固醇(LDL-C)水平:在接受最大耐受剂量的他汀类药物治疗仍无法达到 LDL-C 目标的患者中,与他汀类药物或者与他汀类药物及其他降脂疗法联合用药,或者在他汀类药物不耐受或禁忌使用的患者中,单独用药或与其他降脂疗法联合用药。3. 纯合子型家族性高胆固醇血症:用于成人或 12 岁以上青少年的纯合子型家族性高胆固醇血症。可与饮食疗法和其他降低密度脂蛋白胆固醇(LDL-C)治疗(例如他汀类药物、依折麦布、LDL 分离术)合用,用于患有纯合子型家族性高胆固醇血症(HoFH)且需要进一步降低 LDL-C 的患者	2022 年 1 月 1 日至 2023 年 12 月 31 日

药品分类代码	药品分类	编号	药品名称	医保支付标准	备注	协议有效期
	乙	57	阿利西尤单抗注射液	*	1. 心血管事件预防:在确诊为动脉粥样硬化性心血管疾病的成人患者中,降低心肌梗死、卒中、需要住院的不稳定性心绞痛的风险。通过与最大耐受剂量的他汀类药物联合用药,伴随或不伴随其他降脂疗法,或者在他汀类药物不耐受或禁忌使用的患者中,单独用药或与其他降脂疗法联合用药。2. 原发性高胆固醇血症(包括杂合子型家族性和非家族性)和混合型血脂异常:可作为饮食的辅助疗法,用于成人原发性高胆固醇血症(杂合子型家族性和非家族性)或混合型血脂异常患者的治疗,以降低低密度脂蛋白胆固醇(LDL-C)水平。在接受最大耐受剂量的他汀类药物治疗仍无法达到 LDL-C 目标的患者中,与他汀类药物或者与他汀类药物及其他降脂疗法联合用药,或者在他汀类药物不耐受或禁忌使用的患者中,单独用药或与其他降脂疗法联合用药	2022 年 1 月 1 日至 2023 年 12 月 31 日
XD	皮肤病用药					
XD05	治疗银屑病药					
	乙	58	本维莫德乳膏	138 元(每支 10 g:0. 1 g)	限轻中度稳定性寻常型银屑病患者的二线治疗,需按说明书用药	2021 年 3 月 1 日至 2022 年 12 月 31 日

续表

药品分类代码	药品分类	编号	药品名称	医保支付标准	备注	协议有效期
XD11	其他皮科制剂					
	乙	59	度普利尤单抗注射液	*	限对传统治疗无效、有禁忌或不耐受的中重度特应性皮炎患者,需按说明书用药	2021年3月1日至2022年12月31日
	乙	60	克立硼罗软膏	*	适用于2岁及以上轻度至中度特应性皮炎患者的局部外用治疗	2022年1月1日至2023年12月31日
XG	泌尿生殖系统药和性激素					
XG01	妇科抗感染药和抗菌剂					
XG01A	抗感染药和抗菌剂,与皮质激素类的复方制剂除外					
XG01AF	咪唑衍生物					
	乙	61	克霉唑阴道膨胀栓	7.98元(每粒0.15 g)	用于念珠菌性外阴阴道病	2022年1月1日至2023年12月31日
XG04	泌尿系统药					
XG04B	泌尿系统药					
	乙	62	米拉贝隆缓释片	*		2021年3月1日至2022年12月31日

续表

药品分类代码	药品分类	编号	药品名称	医保支付标准	备注	协议有效期
XH	除性激素和胰岛素外的全身激素制剂					
XH01	垂体和下丘脑激素及类似物					
XH01C	下丘脑激素					
XH01CB	抗生长激素					
	乙	63	注射用醋酸奥曲肽微球	*	限胃肠胰内分泌肿瘤、肢端肥大症，按说明书用药	2021年3月1日至2022年12月31日
	乙	64	醋酸兰瑞肽缓释注射液（预充式）	*	限肢端肥大症，按说明书用药	2021年3月1日至2022年12月31日
XJ	全身用抗感染药					
XJ01	全身用抗菌药					
XJ01D	其他β-内酰胺类抗菌药					
	乙	65	小儿法罗培南钠颗粒	15.3元(每袋0.05 g)	限头孢菌素耐药或重症感染儿童患者	2021年3月1日至2022年12月31日
	乙	66	头孢托仑匹酯颗粒	*	限儿童患者	2021年3月1日至2022年12月31日

续表

药品分类代码	药品分类	编号	药品名称	医保支付标准	备注	协议有效期
XJ01M	喹诺酮类抗菌药					
XJ01MB	其他喹诺酮类药					
	乙	67	苹果酸奈诺沙星胶囊	16.2元(每粒250 mg)	限二线用药	2022年1月1日至2023年12月31日
	乙	68	西他沙星片	9.8元(每片50 mg)	限二线用药	2021年3月1日至2022年12月31日
	乙	69	苹果酸奈诺沙星氯化钠注射液	84.8元(250 mL:每瓶含苹果酸奈诺沙星0.5 g和氯化钠2.25 g)	为减少耐药菌的产生,保证奈诺沙星及其他抗菌药物的有效性,本品只用于治疗已证明或高度怀疑由敏感细菌引起的感染。在选择或修改抗菌药物治疗方案时,应考虑细菌培养和药敏试验的结果。如果没有这些试验的数据做参考,则应根据当地流行病学和病原菌敏感性进行经验性治疗 在治疗前应进行细菌培养和药敏试验以分离并鉴定感染病原菌,确定其对本品的敏感性。在获得以上检验结果之前可以先使用本品进行治疗,得到检验结果之后再选择适当的治疗方法	2022年1月1日至2023年12月31日

续表

药品分类代码	药品分类	编号	药品名称	医保支付标准	备注	协议有效期
					在此类中的其他药物相同，使用本品进行治疗时，在治疗期间应定期进行细菌培养和药敏试验以掌握病原菌是否对抗菌药物持续敏感，并在细菌出现耐药性后能够及时发现 本品可用于治疗对奈诺沙星呈现敏感的肺炎链球菌、金黄色葡萄球菌、流感嗜血杆菌、副流感嗜血杆菌、卡他莫拉菌、肺炎克雷伯菌、铜绿假单胞菌以及肺炎支原体、肺炎衣原体和嗜肺军团菌所致的成人（≥18 岁）社区获得性肺炎 在使用本品时可依据患者病情严重程度及耐受性选用注射剂或口服制剂，也可选用治疗初期予以注射剂静脉输注，病情趋缓解后继以口服给药的序贯疗法	
XJ01X	其他抗菌药					
XJ01XD	咪唑衍生物					
	乙	70	吗啉硝唑氯化钠注射液	97 元（每瓶 0.5 g：100 mL）	限二线用药	2022 年 1 月 1 日至 2023 年 12 月 31 日

药品分类代码	药品分类	编号	药品名称	医保支付标准	备注	协议有效期
	乙	71	注射用磷酸左奥硝唑酯二钠	25.18 元(每支 0.125 g)	为减少耐药菌的产生,保证磷酸左奥硝唑酯二钠、左奥硝唑、奥硝唑及其他抗菌药物的有效性,磷酸左奥硝唑酯二钠只用于治疗或预防已证明或高度怀疑由敏感细菌引起的感染。在选择或修改抗菌药物治疗方案时,应考虑细菌培养和药敏试验结果。如果没有这些试验的数据做参考,则应当根据当地流行病学和病原菌敏感性进行经验性治疗 在治疗前应进行细菌培养和药敏试验以分离并鉴定感染病原菌,确定其对该抗菌药物的敏感性,在获得以上药敏结果之前可以先使用该抗菌药物进行治疗,得到药敏结果后再选择进行针对病原菌的治疗 在治疗期间应定期进行细菌培养和药敏试验以掌握病原菌是否对抗菌药物持续敏感,并在细菌出现耐药性后能够及时发现 本品仅适用于不宜口服给药的患者 本品适应证为:1. 本品适用于治疗肠道和肝脏严重的阿米巴病。2. 本品适用于治疗奥硝唑敏感厌氧菌引起的手术后感染。3. 本品适用于预防外科手术导致的敏感厌氧菌感染	2022 年 1 月 1 日至 2023 年 12 月 31 日

续表

药品分类代码	药品分类	编号	药品名称	医保支付标准	备注	协议有效期
XJ01XX	其他抗菌药					
	乙	72	康替唑胺片	*	本品适用于治疗由对本品敏感的金黄色葡萄球菌（甲氧西林敏感和耐药的菌株）、化脓性链球菌或无乳链球菌引起的复杂性皮肤和软组织感染 为减少细菌耐药的发生，确保康替唑胺及其他抗菌药物的疗效，本品应仅用于治疗已确诊或高度怀疑由敏感菌引起的感染。本品不适用于治疗革兰阴性菌感染。如确诊或怀疑合并有革兰阴性菌感染，建议联合应用抗革兰阴性菌药物进行治疗 在选择或调整抗菌药物治疗方案时，应考虑进行细菌培养和药敏试验以分离并鉴定感染病原菌，确定其对本品的敏感性。如果没有这些试验的药敏数据做参考，则应根据当地细菌耐药性和抗菌药物敏感性等流行病学情况进行经验性治疗。在获得以上药敏结果之前可以先使用本品进行治疗，获得药敏结果后再选择进行针对性的病原治疗	2022年1月1日至2023年12月31日
XJ02	全身用抗真菌药					
XJ02A	全身用抗真菌药					

续表

药品分类代码	药品分类	编号	药品名称	医保支付标准	备注	协议有效期
XJ02AA	抗生素类					
	乙	73	注射用两性霉素B胆固醇硫酸酯复合物	396元(每支50 mg)	本品适用于患有深部真菌感染的患者;因肾损伤或药物毒性而不能使用有效剂量的两性霉素B的患者,或已经接受过两性霉素B治疗无效的患者均可使用	2022年1月1日至2023年12月31日
XJ02AC	三唑类衍生物					
	乙	74	泊沙康唑口服混悬液	*	限以下情况方可支付:1. 预防移植后(干细胞及实体器官移植)及恶性肿瘤患者有重度粒细胞缺乏的侵袭性曲霉菌和念珠菌感染。2. 伊曲康唑或氟康唑难治性口咽念珠菌病。3. 接合菌纲类感染	2022年1月1日至2023年12月31日
XJ04	抗分枝杆菌药					
XJ04A	治疗结核病药					
XJ04AK	其他治疗结核病药					
	乙	75	富马酸贝达喹啉片	*	限耐多药结核患者	2022年1月1日至2023年12月31日
	乙	76	德拉马尼片	*	限耐多药结核患者	2022年1月1日至2023年12月31日

续表

药品分类代码	药品分类	编号	药品名称	医保支付标准	备注	协议有效期
XJ05	全身用抗病毒药					
XJ05A	直接作用的抗病毒药					
XJ05AF	核苷及核苷酸逆转录酶抑制剂					
	乙	77	艾米替诺福韦片	*	本品适用于慢性乙型肝炎成人患者的治疗	2022 年 1 月 1 日至 2023 年 12 月 31 日
	乙	78	恩替卡韦口服溶液	43. 3 元[每瓶 0. 005%(210 mL:10. 5 mg)]	恩替卡韦适用于病毒复制活跃,血清丙氨酸氨基转移酶(ALT)持续升高或肝脏组织学显示有活动性病变的慢性成人乙型肝炎的治疗(包括代偿及失代偿期肝病患者)。也适用于治疗 2 岁至未满 18 岁慢性 HBV 感染代偿性肝病的核苷初治儿童患者,有病毒复制活跃和血清 ALT 水平持续升高的证据或中度至重度炎症和/或纤维化的组织学证据	2022 年 1 月 1 日至 2023 年 12 月 31 日
XJ05AP	用于治疗 HCV 感染的抗病毒药物					
	乙	79	艾尔巴韦格拉瑞韦片	*	本品用于治疗成人慢性丙型肝炎(CHC)感染	2022 年 1 月 1 日至 2023 年 12 月 31 日

续表

药品分类代码	药品分类					编号	药品名称	医保支付标准	备注	协议有效期
					乙	80	来迪派韦索磷布韦片	*	本品适用于治疗成人和12至未满18岁青少年的慢性丙型肝炎病毒(HCV)感染	2022年1月1日至2023年12月31日
					乙	81	索磷布韦维帕他韦片	*	本品用于治疗成人慢性丙型肝炎病毒(HCV)感染	2022年1月1日至2023年12月31日
					乙	82	盐酸可洛派韦胶囊	119.5元(每粒60 mg)(协议有效期内,谈判企业负责向购买盐酸可洛派韦胶囊的患者免费提供同疗程的索磷布韦片)	限经HCV基因分型检测确诊为基因1b型以外的慢性丙型肝炎患者	2021年3月1日至2022年12月31日
					乙	83	索磷维伏片	*	本品适用于治疗既往接受过含直接抗病毒药物(DAA)方案、无肝硬化或伴代偿性肝硬化(Child-Pugh A)的成人慢性丙型肝炎病毒(HCV)感染	2022年1月1日至2023年12月31日
					乙	84	达诺瑞韦钠片	8.3元(每片100 mg)(协议有效期内,谈判企业负责向购买达诺瑞韦钠片的患者免费提供同疗程和相应剂量的利托那韦和利巴韦林,详见说明书)	与盐酸拉维达韦片等联合用于治疗初治的非肝硬化的基因1b型慢性丙型肝炎成人患者(用法用量详见盐酸拉维达韦片说明书)	2022年1月1日至2023年12月31日

续表

药品分类代码	药品分类	编号	药品名称	医保支付标准	备注	协议有效期
	乙	85	盐酸拉维达韦片	51.12 元（每片 0.2 g）（协议有效期内，谈判企业负责向购买盐酸拉维达韦片的患者免费提供同疗程和相应剂量的利托那韦和利巴韦林，详见说明书）	盐酸拉维达韦片联合利托那韦强化的达诺瑞韦钠片和利巴韦林，用于治疗初治的基因 lb 型慢性丙型肝炎病毒感染的非肝硬化成人患者。盐酸拉维达韦片不得作为单药治疗	2022 年 1 月 1 日至 2023 年 12 月 31 日
	乙	86	磷酸依米他韦胶囊	*	磷酸依米他韦胶囊需与索磷布韦片联合，用于治疗成人基因 1 型非肝硬化慢性丙型肝炎。磷酸依米他韦胶囊不得作为单药治疗	2022 年 1 月 1 日至 2023 年 12 月 31 日
XJ05AR	艾滋病毒感染的抗病毒药物					
	乙	87	艾考恩丙替片	*	适用于治疗人类免疫缺陷病毒 1 型（HIV-1）感染的且无任何与整合酶抑制剂类药物、恩曲他滨或替诺福韦耐药性相关的已知突变的成人和青少年（年龄 12 岁及以上且体重至少为 35 kg）	2022 年 1 月 1 日至 2023 年 12 月 31 日
	乙	88	奈韦拉平齐多拉米双夫定片	12.1 元（每片含奈韦拉平 0.2 g，齐多夫定 0.3 g 和拉米夫定 0.15 g）	限艾滋病病毒感染	2021 年 3 月 1 日至 2022 年 12 月 31 日

续表

药品分类代码	药品分类	编号	药品名称	医保支付标准	备注	协议有效期
	乙	89	注射用艾博韦泰	532 元(每支 160 mg)	限艾滋病病毒感染	2021 年 3 月 1 日至 2022 年 12 月 31 日
	乙	90	比克恩丙诺片	*	本品适用于作为完整方案治疗人类免疫缺陷病毒 1 型(HIV-1)感染的成人,且患者目前和既往无对整合酶抑制剂类药物、恩曲他滨或替诺福韦产生病毒耐药性的证据	2022 年 1 月 1 日至 2023 年 12 月 31 日
	乙	91	艾诺韦林片	8.58 元(每片 75 mg)	本品适用于与核苷类抗逆转录病毒药物联合使用,治疗成人 HIV-1 感染初治患者	2022 年 1 月 1 日至 2023 年 12 月 31 日
	乙	92	拉米夫定多替拉韦片	*	作为完整治疗方案用于无抗逆转录病毒治疗史,且对本品任一成分无已知耐药相关突变的 1 型人类免疫缺陷病毒(HIV-1)感染成人患者	2022 年 1 月 1 日至 2023 年 12 月 31 日
XJ05AX	其他抗病毒药					
	乙	93	重组细胞因子基因衍生蛋白注射液	325 元(每瓶 10 μg)	限 HBeAg 阳性的慢性乙型肝炎患者	2022 年 1 月 1 日至 2023 年 12 月 31 日

药品分类代码	药品分类	编号	药品名称	医保支付标准	备注	协议有效期
	乙	94	盐酸阿比多尔颗粒	3 元(每袋 0.1 g)	限流感重症高危人群及重症患者的抗流感病毒治疗	2021 年 3 月 1 日至 2022 年 12 月 31 日
	乙	95	法维拉韦片(又称:法匹拉韦片)	3.69 元(每片 0.2 g)	限流感重症高危人群及重症患者的抗流感病毒治疗	2021 年 3 月 1 日至 2022 年 12 月 31 日
	乙	96	玛巴洛沙韦片	*	本品适用于 12 周岁及以上单纯性甲型和乙型流感患者,包括既往健康的患者以及存在流感并发症高风险的患者	2022 年 1 月 1 日至 2023 年 12 月 31 日
XL	抗肿瘤药及免疫调节剂					
XL01	抗肿瘤药					
XL01B	抗代谢药					
XL01BC	嘧啶类似物					
	乙	97	注射用紫杉醇脂质体	*	限 1. 卵巢癌的一线化疗及以后卵巢转移性癌的治疗、作为一线化疗,也可与顺铂联合应用;2. 用于曾用过含阿霉素标准化疗的乳腺癌患者的后续治疗或复发患者的治疗;3. 可与顺铂联合用于不能手术或放疗的非小细胞肺癌患者的一线化疗	2021 年 3 月 1 日至 2022 年 12 月 31 日

续表

药品分类代码	药品分类	编号	药品名称	医保支付标准	备注	协议有效期
XL01X	其他抗肿瘤药					
XL01XC	单克隆抗体					
	乙	98	西妥昔单抗注射液	*	1. 本品用于治疗 RAS 基因野生型的转移性结直肠癌:与 FOLFOX 或 FOLFIRI 方案联合用于一线治疗;与伊立替康联合用于经含伊立替康治疗失败后的患者。2. 本品用于治疗头颈部鳞状细胞癌:与铂类和氟尿嘧啶化疗联合用于一线治疗复发和/或转移性疾病	2022 年 1 月 1 日至 2023 年 12 月 31 日
	乙	99	尼妥珠单抗注射液	1 435 元(每瓶 50 mg)	限与放疗联合治疗表皮生长因子受体(EGFR)表达阳性的Ⅲ/Ⅳ期鼻咽癌	2022 年 1 月 1 日至 2023 年 12 月 31 日
	乙	100	注射用伊尼妥单抗	*	限 HER2 阳性的转移性乳腺癌:与长春瑞滨联合治疗已接受过 1 个或多个化疗方案的转移性乳腺癌患者	2021 年 3 月 1 日至 2022 年 12 月 31 日
	乙	101	帕妥珠单抗注射液	*	限以下情况方可支付,且支付不超过 12 个月:1. HER2 阳性的局部晚期、炎性或早期乳腺癌患者的新辅助治疗;2. 具有高复发风险 HER2 阳性早期乳腺癌患者的辅助治疗	2022 年 1 月 1 日至 2023 年 12 月 31 日

续表

药品分类代码	药品分类	编号	药品名称	医保支付标准	备注	协议有效期
	乙	102	信迪利单抗注射液	*	1. 本品适用于至少经过二线系统化疗的复发或难治性经典型霍奇金淋巴瘤的治疗。本适应证是基于一项单臂临床试验的客观缓解率和缓解持续时间结果给予的有条件批准。本适应证的完全批准将取决于正在开展中的确证性随机对照临床试验能否证实信迪利单抗治疗相对于标准治疗的显著临床获益。2. 信迪利单抗联合培美曲塞和铂类化疗,用于未经系统治疗的表皮生长因子受体(EGFR)基因突变阴性和间变性淋巴瘤激酶(ALK)阴性的晚期或复发性非鳞状细胞非小细胞肺癌的治疗。3. 信迪利单抗联合吉西他滨和铂类化疗,用于不可手术切除的晚期或复发性鳞状细胞非小细胞肺癌的一线治疗。4. 信迪利单抗联合贝伐珠单抗,用于既往未接受过系统治疗的不可切除或转移性肝细胞癌的一线治疗	2022 年 1 月 1 日至 2023 年 12 月 31 日

续表

药品分类代码	药品分类	编号	药品名称	医保支付标准	备注	协议有效期
	乙	103	替雷利珠单抗注射液	*	1. 经典型霍奇金淋巴瘤:本品适用于至少经过二线系统化疗的复发或难治性经典型霍奇金淋巴瘤的治疗。本适应证是基于一项单臂临床试验的客观缓解率和缓解持续时间结果给予的附条件批准。本适应证的完全批准将取决于正在开展中的确证性随机对照临床试验能否证实本品治疗相对于标准治疗的显著临床获益。2. 尿路上皮癌:本品适用于 PD-L1 高表达的含铂化疗失败包括新辅助或辅助化疗 12 个月内进展的局部晚期或转移性尿路上皮癌的治疗。本适应证是基于一项单臂临床试验的客观缓解率和缓解持续时间结果给予的附条件批准。本适应证的完全批准将取决于正在开展中的确证性随机对照临床试验能否证实本品治疗相对于标准治疗的显著临床获益。3. 非小细胞肺癌:本品联合紫杉醇和卡铂用于不可手术切除的局部晚期或转移性鳞状非小细胞肺癌的一线治疗。本品联合培美曲塞和铂类化疗用于表皮生长因子受体(EGFR)基因突变阴性和间变性淋巴瘤激酶(ALK)阴性、不可手术切除的局部晚期或转移性非鳞状非小细胞肺癌的一线治疗。4. 肝细胞癌:本品适用于至少经过一种全身治疗的肝细胞癌(HCC)的治疗。本适应证是基于一项Ⅱ期临床试验的客观缓解率和总生存期结果给予的附条件批准。本适应证的完全批准将取决于正在开展中的确证性随机对照临床试验能否证实本品治疗相对于标准治疗的显著临床获益	2022 年 1 月 1 日至 2023 年 12 月 31 日

药品分类代码	药品分类	编号	药品名称	医保支付标准	备注	协议有效期
	乙	104	特瑞普利单抗注射液	*	1. 本品适用于既往接受全身系统治疗失败的不可切除或转移性黑色素瘤的治疗。2. 本品适用于既往接受过二线及以上系统治疗失败的复发/转移性鼻咽癌患者的治疗。3. 本品适用于含铂化疗失败包括新辅助或辅助化疗 12 个月内进展的局部晚期或转移性尿路上皮癌的治疗 以上适应证在中国是基于单臂临床试验的客观缓解率结果给予的附条件批准。本适应证的完全批准将取决于正在开展中的确证性临床试验能否证实中国患者的长期临床获益	2022 年 1 月 1 日至 2023 年 12 月 31 日
	乙	105	注射用卡瑞利珠单抗	*	限:1. 至少经过二线系统化疗的复发或难治性经典型霍奇金淋巴瘤患者的治疗。2. 既往接受过索拉非尼治疗和/或含奥沙利铂系统化疗的晚期肝细胞癌患者的治疗。3. 联合培美曲塞和卡铂适用于表皮生长因子受体(EGFR)基因突变阴性和间变性淋巴瘤激酶(ALK)阴性的、不可手术切除的局部晚期或转移性非鳞状非小细胞肺癌(NSCLC)的一线治疗。4. 既往接受过一线化疗后疾病进展或不耐受的局部晚期或转移性食管鳞癌患者的治疗	2021 年 3 月 1 日至 2022 年 12 月 31 日

药品分类代码	药品分类	编号	药品名称	医保支付标准	备注	协议有效期
	乙	106	奥妥珠单抗注射液	*	本品与化疗联合,用于初治的Ⅱ期伴有巨大肿块、Ⅲ期或Ⅳ期滤泡性淋巴瘤成人患者,达到至少部分缓解的患者随后用奥妥珠单抗维持治疗	2022年1月1日至2023年12月31日
	乙	107	达雷妥尤单抗注射液	*	本品适用于:1. 与来那度胺和地塞米松联合用药或与硼替佐米和地塞米松联合用药治疗既往至少接受过一线治疗的多发性骨髓瘤成年患者。2. 单药治疗复发和难治性多发性骨髓瘤成年患者,患者既往接受过包括蛋白酶体抑制剂和免疫调节剂的治疗且最后一次治疗时出现疾病进展	2022年1月1日至2023年12月31日
XL01XE	蛋白激酶抑制剂					
	乙	108	甲磺酸氟马替尼片	65元(每片0.2 g) 38.24元(每片0.1 g)	限费城染色体阳性的慢性髓性白血病(Ph+CML)慢性期成人患者	2021年3月1日至2022年12月31日

续表

药品分类代码	药品分类	编号	药品名称	医保支付标准	备注	协议有效期
	乙	109	甲磺酸奥希替尼片	*	限表皮生长因子受体(EGFR)外显子19缺失或外显子21(L858R)置换突变的局部晚期或转移性非小细胞肺癌(NSCLC)成人患者的一线治疗;既往因表皮生长因子受体(EGFR)酪氨酸激酶抑制剂(TKI)治疗时或治疗后出现疾病进展,并且经检验确认存在EGFR T790M突变阳性的局部晚期或转移性非小细胞肺癌成人患者的治疗	2021年3月1日至2022年12月31日
	乙	110	甲磺酸阿美替尼片	176元(每片55 mg)	限既往因表皮生长因子受体(EGFR)酪氨酸激酶抑制剂(TKI)治疗时或治疗后出现疾病进展,并且经检验确认存在EGFR T790M突变阳性的局部晚期或转移性非小细胞肺癌成人患者	2021年3月1日至2022年12月31日

续表

药品分类代码	药品分类	编号	药品名称	医保支付标准	备注	协议有效期
	乙	111	盐酸安罗替尼胶囊	*	1. 用于既往至少接受过 2 种系统化疗后出现进展或复发的局部晚期或转移性非小细胞肺癌患者的治疗。对于存在表皮生长因子受体(EGFR)基因突变或间变性淋巴瘤激酶(ALK)阳性的患者,在开始本品治疗前应接受相应的标准靶向药物治疗后进展,且至少接受过 2 种系统化疗后出现进展或复发。2. 用于腺泡状软组织肉瘤、透明细胞肉瘤以及既往至少接受过含蒽环类化疗方案治疗后进展或复发的其他晚期软组织肉瘤患者的治疗。3. 用于既往至少接受过 2 种化疗方案治疗后进展或复发的小细胞肺癌患者的治疗。该适应证是基于一项包括 119 例既往至少接受过 2 种化疗方案治疗后进展或复发的小细胞肺癌患者的Ⅱ期临床试验的结果给予的附条件批准。该适应证的完全批准将取决于正在进行的确证性试验证实本品在该人群的临床获益。4. 用于具有临床症状或明确疾病进展的、不可切除的局部晚期或转移性甲状腺髓样癌患者的治疗。该适应证是基于一项包括 91 例晚期甲状腺髓样癌的ⅡB 期临床试验结果给予的附条件批准。该适应证的完全批准将取决于正在进行的确证性试验证实本品在该人群的临床获益	2022 年 1 月 1 日至 2023 年 12 月 31 日

续表

药品分类代码	药品分类	编号	药品名称	医保支付标准	备注	协议有效期
	乙	112	克唑替尼胶囊	*	限间变性淋巴瘤激酶(ALK)阳性的局部晚期或转移性非小细胞肺癌患者或ROS1阳性的晚期非小细胞肺癌患者	2021年3月1日至2022年12月31日
	乙	113	塞瑞替尼胶囊	*	限间变性淋巴瘤激酶(ALK)阳性的局部晚期或转移性非小细胞肺癌(NSCLC)患者的治疗	2021年3月1日至2022年12月31日
	乙	114	盐酸阿来替尼胶囊	*	限间变性淋巴瘤激酶(ALK)阳性的局部晚期或转移性非小细胞肺癌患者	2022年1月1日至2023年12月31日
	乙	115	培唑帕尼片	160元(每片200 mg) 272元(每片400 mg)	限晚期肾细胞癌患者的一线治疗和曾经接受过细胞因子治疗的晚期肾细胞癌的治疗	2021年3月1日至2022年12月31日
	乙	116	阿昔替尼片	*	限既往接受过一种酪氨酸激酶抑制剂或细胞因子治疗失败的进展期肾细胞癌(RCC)的成人患者	2021年3月1日至2022年12月31日
	乙	117	瑞戈非尼片	*	1. 肝细胞癌二线治疗;2. 转移性结直肠癌三线治疗;3. 胃肠道间质瘤三线治疗	2021年3月1日至2022年12月31日

续表

药品分类代码	药品分类	编号	药品名称	医保支付标准	备注	协议有效期
	乙	118	甲磺酸阿帕替尼片	*	1. 本品单药用于既往至少接受过2种系统化疗后进展或复发的晚期胃腺癌或胃-食管结合部腺癌患者。患者接受治疗时应一般状况良好。2. 本品单药用于既往接受过至少一线系统性治疗后失败或不耐受的晚期肝细胞癌患者	2022年1月1日至2023年12月31日
	乙	119	呋喹替尼胶囊	*	限转移性结直肠癌患者的三线治疗	2022年1月1日至2023年12月31日
	乙	120	马来酸吡咯替尼片	*	限表皮生长因子受体2(HER2)阳性的复发或转移性乳腺癌患者的二线治疗	2022年1月1日至2023年12月31日
	乙	121	尼洛替尼胶囊	*	1. 用于治疗新诊断的费城染色体阳性的慢性髓性白血病(Ph+CML)慢性期成人患者及2岁以上的儿童患者;2. 用于对既往治疗(包括伊马替尼)耐药或不耐受的费城染色体阳性的慢性髓性白血病(Ph+CML)慢性期或加速期成人患者以及慢性期2岁以上的儿童患者	2022年1月1日至2023年12月31日

续表

药品分类代码	药品分类	编号	药品名称	医保支付标准	备注	协议有效期
	乙	122	伊布替尼胶囊	*	限1. 既往至少接受过一种治疗的套细胞淋巴瘤(MCL)患者的治疗;2. 慢性淋巴细胞白血病/小淋巴细胞淋巴瘤(CLL/SLL)患者的治疗;3. 华氏巨球蛋白血症患者的治疗,按说明书用药	2021年3月1日至2022年12月31日
	乙	123	泽布替尼胶囊	*	1. 既往至少接受过一种治疗的成人套细胞淋巴瘤(MCL)患者。2. 既往至少接受过一种治疗的成人慢性淋巴细胞白血病(CLL)/小淋巴细胞淋巴瘤(SLL)患者。分别基于一项单臂临床试验的客观缓解率结果附条件批准上述适应证,完全批准将取决于正在开展中的确证性随机对照临床试验结果。3. 既往至少接受过一种治疗的成人华氏巨球蛋白血症(WM)患者。基于一项单臂临床试验的主要缓解率结果附条件批准上述适应证,完全批准将取决于正在开展中的确证性随机对照临床试验结果	2022年1月1日至2023年12月31日
	乙	124	磷酸芦可替尼片	*	限中危或高危的原发性骨髓纤维化(PMF)、真性红细胞增多症继发的骨髓纤维化(PPV-MF)或原发性血小板增多症继发的骨髓纤维化(PET-MF)的患者	2022年1月1日至2023年12月31日

续表

药品分类代码	药品分类	编号	药品名称	医保支付标准	备注	协议有效期
	乙	125	维莫非尼片	*	治疗经CFDA批准的检测方法确定的BRAF V600突变阳性的不可切除或转移性黑色素瘤	2021年3月1日至2022年12月31日
	乙	126	曲美替尼片	*	限1. BRAF V600突变阳性不可切除或转移性黑色素瘤:联合甲磺酸达拉非尼适用于治疗BRAF V600突变阳性的不可切除或转移性黑色素瘤患者。2. BRAF V600突变阳性黑色素瘤的术后辅助治疗:联合甲磺酸达拉非尼适用于BRAF V600突变阳性的Ⅲ期黑色素瘤患者完全切除后的辅助治疗	2021年3月1日至2022年12月31日
	乙	127	甲磺酸达拉非尼胶囊	*	限1. BRAF V600突变阳性不可切除或转移性黑色素瘤:联合曲美替尼适用于治疗BRAF V600突变阳性的不可切除或转移性黑色素瘤患者。2. BRAF V600突变阳性黑色素瘤的术后辅助治疗:联合曲美替尼适用于BRAF V600突变阳性的Ⅲ期黑色素瘤患者完全切除后的辅助治疗	2021年3月1日至2022年12月31日
	乙	128	甲磺酸仑伐替尼胶囊	*	限既往未接受过全身系统治疗的不可切除的肝细胞癌患者	2021年3月1日至2022年12月31日

续表

药品分类代码	药品分类	编号	药品名称	医保支付标准	备注	协议有效期
	乙	129	甲苯磺酸多纳非尼片	*	本品用于既往未接受过全身系统性治疗的不可切除肝细胞癌患者	2022年1月1日至2023年12月31日
	乙	130	盐酸恩沙替尼胶囊	*	适用于此前接受过克唑替尼治疗后进展的或者对克唑替尼不耐受的间变性淋巴瘤激酶(ALK)阳性的局部晚期或转移性非小细胞肺癌(NSCLC)患者的治疗	2022年1月1日至2023年12月31日
	乙	131	甲磺酸伏美替尼片	*	本品用于既往经表皮生长因子受体(EGFR)酪氨酸激酶抑制剂(TKI)治疗时或治疗后出现疾病进展，并且经检测确认存在EGFR T790M突变阳性的局部晚期或转移性非小细胞性肺癌(NSCLC)成人患者的治疗。该适应证是基于一项包括220例不可手术切除的局部晚期或转移性、经第一/第二代EGFR TKI治疗进展并伴有EGFR T790M突变阳性、或原发性EGFR T790M突变阳性NSCLC患者的ⅡB期临床试验的结果给予的附条件批准。该适应证的完全批准将取决于正在进行的确证性随机对照试验证实本品的临床获益	2022年1月1日至2023年12月31日

续表

药品分类代码	药品分类	编号	药品名称	医保支付标准	备注	协议有效期
	乙	132	达可替尼片	*	单药用于表皮生长因子受体（EGFR）19号外显子缺失突变或21号外显子L858R置换突变的局部晚期或转移性非小细胞肺癌（NSCLC）患者的一线治疗	2022年1月1日至2023年12月31日
	乙	133	奥布替尼片	*	本品适用于治疗：1. 既往至少接受过一种治疗的成人套细胞淋巴瘤（MCL）患者。2. 既往至少接受过一种治疗的成人慢性淋巴细胞白血病（CLL）/小淋巴细胞淋巴瘤（SLL）患者。上述适应证分别基于一项单臂临床试验的客观缓解率结果给予的附条件批准。本品的完全批准将取决于正在开展中的确证性随机对照临床试验结果	2022年1月1日至2023年12月31日
	乙	134	阿贝西利片	*	本品适用于激素受体（HR）阳性、人表皮生长因子受体2（HER2）阴性的局部晚期或转移性乳腺癌：1. 与芳香化酶抑制剂联合使用作为绝经后女性患者的初始内分泌治疗；2. 与氟维司群联合用于既往曾接受内分泌治疗后出现疾病进展的患者	2022年1月1日至2023年12月31日

药品分类代码	药品分类					编号	药品名称	医保支付标准	备注	协议有效期
					乙	135	马来酸奈拉替尼片	*	适用于人类表皮生长因子受体 2(HER2)阳性的早期乳腺癌成年患者，在接受含曲妥珠单抗辅助治疗之后的强化辅助治疗	2022 年 1 月 1 日至 2023 年 12 月 31 日
					乙	136	索凡替尼胶囊	*	本品单药适用于无法手术切除的局部晚期或转移性、进展期非功能性、分化良好(G1、G2)的胰腺和非胰腺来源的神经内分泌瘤	2022 年 1 月 1 日至 2023 年 12 月 31 日
					乙	137	盐酸埃克替尼片	*	1. 本品单药适用于治疗表皮生长因子受体(EGFR)基因具有敏感突变的局部晚期或转移性非小细胞肺癌(NSCLC)患者的一线治疗。2. 本品单药可试用于治疗既往接受过至少一个化疗方案失败后的局部晚期或转移性非小细胞肺癌(NSCLC),既往化疗主要是指以铂类为基础的联合化疗。3. 本品单药适用于Ⅱ~ⅢA 期伴有表皮生长因子受体(EGFR)基因敏感突变非小细胞肺癌(NSCLC)术后辅助治疗。4. 不推荐本品用于 EGFR 野生型非小细胞肺癌患者	2022 年 1 月 1 日至 2023 年 12 月 31 日

续表

药品分类代码	药品分类	编号	药品名称	医保支付标准	备注	协议有效期
XL01XX	其他抗肿瘤药					
	乙	138	枸橼酸伊沙佐米胶囊	*	1. 每2个疗程需提供治疗有效的证据后方可继续支付;2. 由三级医院血液专科或血液专科医院医师处方;3. 与来那度胺联合使用时,只支付伊沙佐米或来那度胺中的一种	2021年3月1日至2022年12月31日
	乙	139	培门冬酶注射液	1 477.7元(每支2 mL:1 500 IU) 2 980元(每支5 mL:3 750 IU)	儿童急性淋巴细胞白血病患者的一线治疗	2021年3月1日至2022年12月31日
	乙	140	重组人血管内皮抑制素注射液	490元(每支3 mL:15 mg)	限晚期非小细胞肺癌患者	2022年1月1日至2023年12月31日
	乙	141	西达本胺片	343元(每片5 mg)	限既往至少接受过1次全身化疗的复发或难治的外周T细胞淋巴瘤(PTCL)患者	2022年1月1日至2023年12月31日
	乙	142	奥拉帕利片	*	限携带胚系或体细胞BRCA突变的(gBRCAm或sBRCAm)晚期上皮性卵巢癌、输卵管癌或原发性腹膜癌初治成人患者在一线含铂化疗达到完全缓解或部分缓解后的维持治疗;铂敏感的复发性上皮性卵巢癌、输卵管癌或原发性腹膜癌患者	2021年3月1日至2022年12月31日

续表

药品分类代码	药品分类	编号	药品名称	医保支付标准	备注	协议有效期
	乙	143	甲苯磺酸尼拉帕利胶囊	*	1. 本品适用于晚期上皮性卵巢癌、输卵管癌或原发性腹膜癌成人患者对一线含铂化疗达到完全缓解或部分缓解后的维持治疗。2. 本品适用于铂敏感的复发性上皮性卵巢癌、输卵管癌或原发性腹膜癌成人患者在含铂化疗达到完全缓解或部分缓解后的维持治疗	2022 年 1 月 1 日至 2023 年 12 月 31 日
	乙	144	氟唑帕利胶囊	*	1. 用于既往经过二线及以上化疗的伴有胚系 BRCA 突变(gBRCAm)的铂敏感复发性卵巢癌、输卵管癌或原发性腹膜癌患者的治疗。2. 用于铂敏感的复发性上皮性卵巢癌、输卵管癌或原发性腹膜癌成人患者在含铂化疗达到完全缓解或部分缓解后的维持治疗	2022 年 1 月 1 日至 2023 年 12 月 31 日
	乙	145	帕米帕利胶囊	*	用于既往经过二线及以上化疗的伴有胚系 BRCA(gBRCA)突变的复发性晚期卵巢癌、输卵管癌或原发性腹膜癌患者的治疗。该适应证是基于一项包括 113 例既往经过二线及以上化疗的伴有 gBRCA 突变的复发性晚期卵巢癌、输卵管癌或原发性腹膜癌患者中开展的开放性、多中心、单臂、Ⅱ期临床试验结果给予的附条件批准。该适应证的完全批准将取决于正在进行的确证性试验证实本品在该人群的临床获益	2022 年 1 月 1 日至 2023 年 12 月 31 日

续表

药品分类代码	药品分类	编号	药品名称	医保支付标准	备注	协议有效期
	乙	146	甲磺酸艾立布林注射液	*	本品适用于既往接受过至少两种化疗方案的局部晚期或转移性乳腺癌患者。既往的化疗方案应包含一种蒽环类和一种紫杉烷类药物	2022年1月1日至2023年12月31日
	乙	147	注射用维迪西妥单抗	*	本品适用于至少接受过2个系统化疗的HER2过表达局部晚期或转移性胃癌（包括胃食管结合部腺癌）的患者，HER2过表达定义为HER2免疫组织化学检查结果为2+或3+。该适应证是基于一项HER2过表达的局部晚期或转移性胃癌患者（包括胃食管结合部腺癌）的Ⅱ期单臂临床试验结果给予的附条件批准。该适应证的完全获批将取决于正在开展中的确证性随机对照临床试验能否证实本品在该人群的临床获益	2022年1月1日至2023年12月31日
XL02	内分泌治疗用药					
XL02A	激素类及相关药物					
	乙	148	醋酸戈舍瑞林缓释植入剂	*		2021年3月1日至2022年12月31日

续表

药品分类代码	药品分类	编号	药品名称	医保支付标准	备注	协议有效期
XL02B	激素拮抗剂及相关药物					
XL02BB	抗雄激素					
	乙	149	恩扎卢胺软胶囊	*	限雄激素剥夺治疗（ADT）失败后无症状或有轻微症状且未接受化疗的转移性去势抵抗性前列腺癌（CRPC）成年患者的治疗	2021年3月1日至2022年12月31日
	乙	150	阿帕他胺片	*	1. 转移性内分泌治疗敏感性前列腺癌（mHSPC）成年患者。2. 有高危转移风险的非转移性去势抵抗性前列腺癌（NM-CRPC）成年患者	2022年1月1日至2023年12月31日
	乙	151	达罗他胺片	*	适用于治疗有高危转移风险的非转移性去势抵抗性前列腺癌（NM-CRPC）成年患者	2022年1月1日至2023年12月31日
XL03	免疫兴奋剂					
XL03A	免疫兴奋剂					
XL03AA	集落刺激因子					
	乙	152	硫培非格司亭注射液	*	限前次化疗曾发生重度中性粒细胞减少合并发热的患者	2022年1月1日至2023年12月31日

续表

药品分类代码	药品分类	编号	药品名称	医保支付标准	备注	协议有效期
XL04	免疫抑制剂					
XL04A	免疫抑制剂					
XL04AA	选择性免疫抑制剂					
	乙	153	特立氟胺片	*	限常规治疗无效的多发性硬化患者	2022年1月1日至2023年12月31日
	乙	154	西尼莫德片	*	限成人复发型多发性硬化的患者	2021年3月1日至2022年12月31日
	乙	155	盐酸芬戈莫德胶囊	*	限10岁及10岁以上患者复发型多发性硬化(RMS)的患者	2021年3月1日至2022年12月31日
	乙	156	依维莫司片	*	限以下情况方可支付:1. 接受舒尼替尼或索拉非尼治疗失败的晚期肾细胞癌成人患者。2. 不可切除的、局部晚期或转移性的、分化良好的(中度分化或高度分化)进展期胰腺神经内分泌瘤成人患者。3. 无法手术切除的、局部晚期或转移性的、分化良好的、进展期非功能性胃肠道或肺源神经内分泌肿瘤患者。4. 不需立即手术治疗的结节性硬化症相关的肾血管平滑肌脂肪瘤(TSC-AML)成人患者。5. 不能手术的结节性硬化症相关的室管膜下巨细胞星型细胞瘤的患者	2022年1月1日至2023年12月31日

续表

药品分类代码	药品分类	编号	药品名称	医保支付标准	备注	协议有效期
	乙	157	巴瑞替尼片	*	限诊断明确的类风湿关节炎经传统DMARDs治疗3~6个月疾病活动度下降低于50%者,并需风湿病专科医师处方	2021年3月1日至2022年12月31日
	乙	158	注射用贝利尤单抗	*	本品与常规治疗联合,适用于在常规治疗基础上仍具有高疾病活动(例如:抗dsDNA抗体阳性及低补体、SELENA-SLEDAI评分≥8)的活动性、自身抗体阳性的系统性红斑狼疮(SLE)5岁及5岁以上患者	2022年1月1日至2023年12月31日
	乙	159	注射用泰它西普	*	本品与常规治疗联合,适用于在常规治疗基础上仍具有高疾病活动(例如:抗dsDNA抗体阳性及低补体、SELENA-SLEDAI评分≥8)的活动性、自身抗体阳性的系统性红斑狼疮(SLE)成年患者。该适应证是基于一项接受常规治疗仍具有高疾病活动的系统性红斑狼疮成年患者的Ⅱ期临床试验结果给予的附条件批准。本适应证的完全获批将取决于确证性随机对照临床试验能否证实本品在该患者人群的临床获益	2022年1月1日至2023年12月31日

续表

药品分类代码	药品分类	编号	药品名称	医保支付标准	备注	协议有效期
XL04AB	肿瘤坏死因子 α(TNF-α)抑制剂					
	乙	160	注射用英夫利西单抗	*	限以下情况方可支付:1. 诊断明确的类风湿关节炎经传统 DMARDs 治疗 3~6 个月疾病活动度下降低于 50%者;诊断明确的强直性脊柱炎(不含放射学前期中轴性脊柱关节炎)NSAIDs 充分治疗 3 个月疾病活动度下降低于 50%者;并需风湿病专科医师处方。2. 对系统性治疗无效、禁忌或不耐受的重度斑块状银屑病患者,需按说明书用药。3. 克罗恩病患者的二线治疗。4. 中重度溃疡性结肠炎患者的二线治疗	2022 年 1 月 1 日至 2023 年 12 月 31 日
	乙	161	依那西普注射液	*	限诊断明确的类风湿关节炎经传统 DMARDs 治疗 3~6 个月疾病活动度下降低于 50%者;诊断明确的强直性脊柱炎(不含放射学前期中轴性脊柱关节炎)NSAIDs 充分治疗 3 个月疾病活动度下降低于 50%者;并需风湿病专科医师处方	2021 年 3 月 1 日至 2022 年 12 月 31 日

续表

药品分类代码	药品分类	编号	药品名称	医保支付标准	备注	协议有效期
XL04AC	白介素抑制剂					
	乙	162	司库奇尤单抗注射液	*	限以下情况方可支付:1. 诊断明确的强直性脊柱炎(不含放射学前期中轴性脊柱关节炎)NSAIDs 充分治疗 3 个月疾病活动度下降低于 50%者;并需风湿病专科医师处方。2. 对传统治疗无效、有禁忌或不耐受的中重度斑块状银屑病患者,需按说明书用药	2021 年 3 月 1 日至 2022 年 12 月 31 日
	乙	163	乌司奴单抗注射液	*	1. 斑块状银屑病:本品适用于对环孢素、甲氨蝶呤(MTX)或 PUVA(补骨脂素和紫外线 A)等其他系统性治疗不应答、有禁忌或无法耐受的成年中重度斑块状银屑病患者。2. 克罗恩病:本品适用于对传统治疗或肿瘤坏死因子 α(TNF-α)拮抗剂应答不足、失应答或无法耐受的成年中重度活动性克罗恩病患者	2022 年 1 月 1 日至 2023 年 12 月 31 日
	乙	164	乌司奴单抗注射液(静脉输注)	*	本品适用于对传统治疗或肿瘤坏死因子 α(TNF-α)拮抗剂应答不足、失应答或无法耐受的成年中重度活动性克罗恩病患者	2022 年 1 月 1 日至 2023 年 12 月 31 日
	乙	165	依奇珠单抗注射液	*	本品用于治疗适合系统治疗或光疗的中度至重度斑块型银屑病成人患者	2022 年 1 月 1 日至 2023 年 12 月 31 日

药品分类代码	药品分类	编号	药品名称	医保支付标准	备注	协议有效期
XL04AX	其他免疫抑制剂					
	乙	166	乙磺酸尼达尼布软胶囊	*	限特发性肺纤维化(IPF)或系统性硬化病相关间质性肺疾病(SSc-ILD)患者	2021年3月1日至2022年12月31日
	乙	167	泊马度胺胶囊	*	本品与地塞米松联用,适用于既往接受过至少两种治疗(包括来那度胺和一种蛋白酶体抑制剂),且在最后一次治疗期间或治疗结束后60天内发生疾病进展的成年多发性骨髓瘤患者	2022年1月1日至2023年12月31日
XM	肌肉-骨骼系统药物					
XM05	治疗骨病的药物					
XM05B	影响骨结构和矿化的药物					
XM05BX	其他影响骨结构和矿化的药物					
	乙	168	地舒单抗注射液	*	限绝经后妇女的重度骨质疏松;限不可手术切除或者手术切除可能导致严重功能障碍的骨巨细胞瘤	2021年3月1日至2022年12月31日
XM09	其他肌肉-骨骼系统疾病用药					
	乙	169	诺西那生钠注射液	*	本品用于治疗5q脊髓性肌萎缩症	2022年1月1日至2023年12月31日

续表

药品分类代码	药品分类	编号	药品名称	医保支付标准	备注	协议有效期
XN	神经系统药物					
XN01	麻醉剂					
XN01A	全身麻醉剂					
XN01AX	其他全身麻醉药					
	乙	170	盐酸艾司氯胺酮注射液	91.8 元（每支 2 mL：50 mg）	限用于与镇静麻醉药联合诱导和实施全身麻醉	2021 年 3 月 1 日至 2022 年 12 月 31 日
	乙	171	环泊酚注射液	*	本品适用于：消化道内镜检查中的镇静；全身麻醉诱导	2022 年 1 月 1 日至 2023 年 12 月 31 日
XN01B	局部麻醉剂					
XN01BB	酰胺类					
	乙	172	利多卡因凝胶贴膏	18.05 元（每片 700 mg）	限带状疱疹患者	2022 年 1 月 1 日至 2023 年 12 月 31 日
XN03	抗癫痫药					
XN03A	抗癫痫药					
	乙	173	吡仑帕奈片	*		2021 年 3 月 1 日至 2022 年 12 月 31 日

续表

药品分类代码	药品分类	编号	药品名称	医保支付标准	备注	协议有效期
XN05	精神安定药					
XN05A	抗精神病药					
XN05AE	吲哚衍生物					
	乙	174	盐酸鲁拉西酮片	*		2021年3月1日至2022年12月31日
XN05AX	其他抗精神病药					
	乙	175	注射用利培酮微球（Ⅱ）	*	用于治疗急性和慢性精神分裂症以及其他各种精神病性状态的明显的阳性症状和明显的阴性症状。可减轻与精神分裂症有关的情感症状	2022年1月1日至2023年12月31日
	乙	176	氘丁苯那嗪片	*	限与亨廷顿病有关的舞蹈病或成人迟发性运动障碍	2021年3月1日至2022年12月31日
	乙	177	棕榈帕利哌酮酯注射液（3M）	*	限接受过棕榈酸帕利哌酮注射液（1个月剂型）至少4个月充分治疗的精神分裂症患者	2021年3月1日至2022年12月31日
	乙	178	布南色林片	*		2021年3月1日至2022年12月31日

续表

药品分类代码	药品分类	编号	药品名称	医保支付标准	备注	协议有效期
XN05C	催眠药和镇静药					
	乙	179	水合氯醛灌肠剂	17 元（每瓶 1.34 g:0.5 g）	限儿童	2021 年 3 月 1 日至 2022 年 12 月 31 日
	乙	180	注射用甲苯磺酸瑞马唑仑	*	本品适用于胃镜、结肠镜检查的镇静	2022 年 1 月 1 日至 2023 年 12 月 31 日
	乙	181	注射用苯磺酸瑞马唑仑	*	本品适用于结肠镜检查的镇静	2022 年 1 月 1 日至 2023 年 12 月 31 日
	乙	182	水合氯醛/糖浆组合包装	25.11 元[每瓶(水合氯醛浓缩液 0.671 g:0.5 g/糖浆 4.5 mL)] 42.68 元[每瓶(水合氯醛浓缩液 1.342 g:1 g/糖浆 9 mL)]	儿童检查、操作前的镇静、催眠	2022 年 1 月 1 日至 2023 年 12 月 31 日
	乙	183	咪达唑仑口服溶液	*	用于儿童诊断或治疗性操作前以及操作过程中的镇静、抗焦虑、遗忘;也可用于儿童术前镇静、抗焦虑、遗忘	2022 年 1 月 1 日至 2023 年 12 月 31 日

续表

药品分类代码	药品分类	编号	药品名称	医保支付标准	备注	协议有效期
XN06	精神兴奋药					
XN06D	抗痴呆药					
XN06DX	其他抗痴呆药					
	乙	184	甘露特钠胶囊	*	用于轻度至中度阿尔茨海默病,改善患者认知功能	2022年1月1日至2023年12月31日
XN07	其他神经系统药物					
XN07X	其他神经系统药物					
	乙	185	注射用尤瑞克林	*	限新发的急性中度缺血性脑卒中患者,应在发作48小时内开始使用,支付不超过21天	2022年1月1日至2023年12月31日
	乙	186	依达拉奉氯化钠注射液	113.6元(每瓶100 mL:依达拉奉30 mg与氯化钠855 mg) 113.6元(每袋100 mL:依达拉奉30 mg与氯化钠855 mg)	限肌萎缩侧索硬化(ALS)的患者	2021年3月1日至2022年12月31日
	乙	187	依达拉奉右莰醇注射用浓溶液	48.8元(每支5 mL:依达拉奉10 mg与右莰醇2.5 mg)	限新发的急性缺血性脑卒中患者在发作48小时内开始使用,支付不超过14天	2021年3月1日至2022年12月31日

续表

药品分类代码	药品分类	编号	药品名称	医保支付标准	备注	协议有效期
	乙	188	丁苯酞软胶囊	3.36元(每粒0.1 g)	限新发的急性缺血性脑卒中患者在发作72小时内开始使用,支付不超过20天	2021年3月1日至2022年12月31日
	乙	189	丁苯酞氯化钠注射液	139元(每支100 mL:丁苯酞25 mg与氯化钠0.9 g)	限新发的急性缺血性脑卒中患者在发作48小时内开始使用,支付不超过14天	2021年3月1日至2022年12月31日
	乙	190	氨吡啶缓释片	*	本品用于改善多发性硬化合并步行障碍(EDSS评分4~7分)的成年患者的步行能力	2022年1月1日至2023年12月31日
	乙	191	氯苯唑酸软胶囊	*	本品适用于治疗成人野生型或遗传型转甲状腺素蛋白淀粉样变性心肌病(ATTR-CM),以减少因心血管病引发的死亡率及相关住院率	2022年1月1日至2023年12月31日
XR	呼吸系统					
XR01	鼻部制剂					
XR01A	减轻充血药及其他鼻局部用药					
	乙	192	苯环喹溴铵鼻喷雾剂	*	本品适用于改善变应性鼻炎引起的流涕、鼻塞、鼻痒和喷嚏症状	2022年1月1日至2023年12月31日

续表

药品分类代码	药品分类	编号	药品名称	医保支付标准	备注	协议有效期
XR03	用于阻塞性气道疾病的药物					
XR03A	吸入的肾上腺素能类药					
	乙	193	乌美溴铵维兰特罗吸入粉雾剂	*	限中重度慢性阻塞性肺病	2022年1月1日至2023年12月31日
	乙	194	茚达特罗格隆溴铵吸入粉雾剂用胶囊(茚达特罗格隆溴铵吸入粉雾剂)	*	限中重度慢性阻塞性肺病	2022年1月1日至2023年12月31日
	乙	195	格隆溴铵福莫特罗吸入气雾剂	*	限中重度慢性阻塞性肺病	2021年3月1日至2022年12月31日
	乙	196	布地格福吸入气雾剂	*	限中重度慢性阻塞性肺病	2021年3月1日至2022年12月31日
	乙	197	氟替美维吸入粉雾剂	*	限中重度慢性阻塞性肺病	2021年3月1日至2022年12月31日

续表

药品分类代码	药品分类	编号	药品名称	医保支付标准	备注	协议有效期
	乙	198	盐酸左沙丁胺醇雾化吸入溶液	8.46 元(每支 3 mL:0.31 mg) 14.56 元(每支 3 mL:0.63 mg)		2021 年 3 月 1 日至 2022 年 12 月 31 日
	乙	199	盐酸丙卡特罗粉雾剂	68.9 元(每吸 10 μg,每支 200 吸)		2021 年 3 月 1 日至 2022 年 12 月 31 日
XR03D	治疗阻塞性气道疾病的其他全身用药物					
	乙	200	注射用奥马珠单抗	*	限经吸入型糖皮质激素和长效吸入型 β_2-肾上腺素受体激动剂治疗后,仍不能有效控制症状的中至重度持续性过敏性哮喘患者,并需 IgE(免疫球蛋白 E)介导确诊证据	2022 年 1 月 1 日至 2023 年 12 月 31 日
XS	感觉器官药物					
XS01	眼科用药					
XS01E	抗青光眼制剂和缩瞳剂					
	乙	201	他氟前列素滴眼液	14.76 元(每支 0.3 mL:4.5 μg) 74.8 元(每支 2.5 mL:37.5 μg)		2022 年 1 月 1 日至 2023 年 12 月 31 日

续表

药品分类代码	药品分类	编号	药品名称	医保支付标准	备注	协议有效期
	乙	202	布林佐胺噻吗洛尔滴眼液	*	限二线用药	2021年3月1日至2022年12月31日
	乙	203	布林佐胺溴莫尼定滴眼液	*	限二线用药	2021年3月1日至2022年12月31日
XS01L	眼血管病用药					
	乙	204	地塞米松玻璃体内植入剂	*	限视网膜静脉阻塞(RVO)的黄斑水肿患者,并应同时符合以下条件:1. 需三级综合医院眼科或二级及以上眼科专科医院医师处方;2. 首次处方时病眼基线矫正视力0.05~0.5;3. 事前审查后方可用,初次申请需有血管造影或OCT(全身情况不允许的患者可以提供OCT血管成像)证据;4. 每眼累计最多支付5支,每个年度最多支付2支	2022年1月1日至2023年12月31日

药品分类代码	药品分类	编号	药品名称	医保支付标准	备注	协议有效期
	乙	205	康柏西普眼用注射液	*	限以下疾病:1. 50 岁以上的湿性年龄相关性黄斑变性(AMD);2. 糖尿病性黄斑水肿(DME)引起的视力损害;3. 脉络膜新生血管(CNV)导致的视力损害。应同时符合以下条件:1. 需三级综合医院眼科或二级及以上眼科专科医院医师处方;2. 首次处方时病眼基线矫正视力 0. 05~0. 5;3. 事前审查后方可用,初次申请需有血管造影或 OCT(全身情况不允许的患者可以提供 OCT 血管成像)证据;4. 每眼累计最多支付 9 支,第 1 年度最多支付 5 支。阿柏西普、雷珠单抗和康柏西普的药品支数合并计算	2022 年 1 月 1 日至 2023 年 12 月 31 日
	乙	206	阿柏西普眼内注射溶液	*	限以下疾病:1. 50 岁以上的湿性年龄相关性黄斑变性(AMD);2. 糖尿病性黄斑水肿(DME)引起的视力损害。应同时符合以下条件:1. 需三级综合医院眼科或二级及以上眼科专科医院医师处方;2. 首次处方时病眼基线矫正视力 0. 05~0. 5;3. 事前审查后方可用,初次申请需有血管造影或 OCT(全身情况不允许的患者可以提供 OCT 血管成像)证据;4. 每眼累计最多支付 9 支,第 1 年度最多支付 5 支。阿柏西普、雷珠单抗和康柏西普的药品支数合并计算	2022 年 1 月 1 日至 2023 年 12 月 31 日

续表

药品分类代码	药品分类	编号	药品名称	医保支付标准	备注	协议有效期
	乙	207	雷珠单抗注射液	*	限以下疾病:1. 50 岁以上的湿性年龄相关性黄斑变性(AMD);2. 糖尿病性黄斑水肿(DME)引起的视力损害;3. 脉络膜新生血管(CNV)导致的视力损害;4. 继发于视网膜静脉阻塞(RVO)的黄斑水肿引起的视力损害。应同时符合以下条件:1. 需三级综合医院眼科或二级及以上眼科专科医院医师处方;2. 首次处方时病眼基线矫正视力 0.05~0.5;3. 事前审查后方可用,初次申请需有血管造影或 OCT(全身情况不允许的患者可以提供 OCT 血管成像)证据;4. 每眼累计最多支付 9 支,第 1 年度最多支付 5 支。阿柏西普、雷珠单抗和康柏西普的药品支数合并计算	2022 年 1 月 1 日至 2023 年 12 月 31 日
XS01X	其他眼科用药					
	乙	208	环孢素滴眼液(Ⅱ)	5.5 元(每支 0.4 mL:0.2 mg)	本品可促进干眼症患者的泪液分泌,适用于与角结膜干燥症相关的眼部炎症所导致的泪液生成减少的患者	2022 年 1 月 1 日至 2023 年 12 月 31 日
XV	其他					
XV03	其他治疗药物					
XV03A	其他治疗药物					

续表

药品分类代码	药品分类	编号	药品名称	医保支付标准	备注	协议有效期
XV03AE	高血钾和高磷血症治疗药					
	乙	209	环硅酸锆钠散	*	本品适用于治疗成人高钾血症。使用限制:因起效迟缓,本品不应该用于危及生命的高钾血症的紧急治疗	2022 年 1 月 1 日至 2023 年 12 月 31 日
XV08	造影剂					
XV08C	磁共振成像造影剂					
	乙	210	钆特醇注射液	106. 89 元(每支 10 mL) 145. 8 元(每支 15 mL) 181. 72 元(每支 20 mL)		2022 年 1 月 1 日至 2023 年 12 月 31 日
	乙	211	钆布醇注射液	*		2021 年 3 月 1 日至 2022 年 12 月 31 日
XV08D	超声造影剂					
	乙	212	注射用全氟丙烷人血白蛋白微球	*	用于常规超声心动图显影不够清晰者,增强显像效果,增加病变识别率及病变定性的准确性,增强左心室内膜边界的识别	2022 年 1 月 1 日至 2023 年 12 月 31 日
	乙	213	注射用全氟丁烷微球	*	本品仅用于诊断使用:注射用全氟丁烷微球是一种超声造影剂,用于肝脏局灶性病变血管相和 Kupffer 相的超声成像	2022 年 1 月 1 日至 2023 年 12 月 31 日

(二)中 成 药

药品分类代码	药品分类	编号	药品名称	医保支付标准	备注	协议有效期
ZA	内科用药					
ZA01	解表剂					
ZA01B	辛凉解表剂					
	乙	1	牛黄清感胶囊	0.66元(每粒0.3 g)		2021年3月1日至2022年12月31日
	乙	2	柴芩清宁胶囊	1.5元(每粒0.3 g)		2021年3月1日至2022年12月31日
	乙	3	疏清颗粒	1.28元(每袋3 g) 2.18元(每袋6 g)		2021年3月1日至2022年12月31日
ZA03	泻下剂					
ZA03B	润肠通便剂					
	乙	4	芪黄通秘软胶囊	1.83元(每粒0.5 g)	益气养血,润肠通便。用于功能性便秘证属虚秘者	2022年1月1日至2023年12月31日
ZA04	清热剂					
ZA04A	清热泻火剂					

续表

药品分类代码	药品分类	编号	药品名称	医保支付标准	备注	协议有效期
	乙	5	清胃止痛微丸	3.55 元(每袋 3.2 g)		2021 年 3 月 1 日至 2022 年 12 月 31 日
	乙	6	熊胆舒肝利胆胶囊	0.98 元(每粒 0.5 g)		2021 年 3 月 1 日至 2022 年 12 月 31 日
ZA04B	清热解毒剂					
	乙	7	冬凌草滴丸	0.19 元(每丸 40 mg)	限放疗后急性咽炎的轻症患者	2022 年 1 月 1 日至 2023 年 12 月 31 日
	乙	8	金银花口服液	3.08 元(每支 10 mL) 5.24 元(每支 20 mL)		2021 年 3 月 1 日至 2022 年 12 月 31 日
	乙	9	热炎宁合剂	17.96 元[每瓶 100 mL(每 1 mL 相当于饮片 1.30 g)]		2021 年 3 月 1 日至 2022 年 12 月 31 日
	乙	10	蓝芩口服液	2.62 元(每支 10 mL) 5.88 元[每支 10 mL(相当于原药材 21.2 g)]		2021 年 3 月 1 日至 2022 年 12 月 31 日
ZA04C	清脏腑热剂					
ZA04CA	清热理肺剂					
	乙	11	痰热清胶囊	4.09 元(每粒 0.4 g)		2022 年 1 月 1 日至 2023 年 12 月 31 日

续表

药品分类代码	药品分类	编号	药品名称	医保支付标准	备注	协议有效期
ZA04CC	清肝胆湿热剂					
	乙	12	鸡骨草胶囊	0.56 元(每粒 0.5 g)		2021 年 3 月 1 日至 2022 年 12 月 31 日
	乙	13	利胆止痛胶囊	0.41 元(每粒 0.4 g)		2021 年 3 月 1 日至 2022 年 12 月 31 日
ZA04CD	清利肠胃湿热剂					
	乙	14	五味苦参肠溶胶囊	2.68 元(每粒 0.4 g)		2021 年 3 月 1 日至 2022 年 12 月 31 日
ZA06	化痰、止咳、平喘剂					
ZA06B	理肺止咳剂					
ZA06BC	宣肺止咳剂					
	乙	15	小儿荆杏止咳颗粒	10.98 元[每袋 5 g(相当于饮片 18.33 g)]		2021 年 3 月 1 日至 2022 年 12 月 31 日
	乙	16	连花清咳片	1.29 元(每片 0.46 g)		2021 年 3 月 1 日至 2022 年 12 月 31 日
ZA06C	清热化痰剂					
ZA06CA	清热化痰止咳					

续表

药品分类代码	药品分类					编号	药品名称	医保支付标准	备注	协议有效期
					乙	17	金花清感颗粒	8.9 元[每袋 5 g(相当于饮片 17.3 g)]	疏风宣肺,清热解毒。用于单纯型流行性感冒轻症,中医辨证属风热犯肺证者,症见发热,头痛,全身酸痛,咽痛,咳嗽,恶风或恶寒,鼻塞流涕,舌质红,舌苔薄黄,脉数。在新型冠状病毒肺炎的常规治疗中,可用于轻型、普通型引起的发热、咳嗽、乏力	2022 年 1 月 1 日至 2023 年 12 月 31 日
					乙	18	化湿败毒颗粒	9.9 元[每袋 5 g(相当于饮片 17.13 g)]	化湿解毒,宣肺泄热。用于湿毒侵肺所致的疫病,症见发热、咳嗽、乏力、胸闷、恶心、肌肉酸痛、咽干咽痛、食欲减退、口中黏腻不爽等	2022 年 1 月 1 日至 2023 年 12 月 31 日
					乙	19	宣肺败毒颗粒	*	宣肺化湿,清热透邪,泻肺解毒。用于湿毒郁肺所致的疫病。症见发热,咳嗽,咽部不适,喘促气短,乏力,纳呆,大便不畅;舌质暗红,苔黄腻或黄燥,脉滑数或弦滑	2022 年 1 月 1 日至 2023 年 12 月 31 日
					乙	20	麻芩消咳颗粒	4.79 元(每袋 8 g)		2022 年 1 月 1 日至 2023 年 12 月 31 日

续表

药品分类代码	药品分类	编号	药品名称	医保支付标准	备注	协议有效期
	乙	21	射麻口服液	3.98 元(每支 10 mL)		2022 年 1 月 1 日至 2023 年 12 月 31 日
ZA06CC	清热化痰止惊					
	乙	22	小儿牛黄清心散	2.36 元(每袋 0.3 g) 4.01 元(每袋 0.6 g)	限高热神昏的急救、抢救时使用	2021 年 3 月 1 日至 2022 年 12 月 31 日
ZA08	固涩剂					
ZA08B	固涩止泻剂					
	乙	23	缓痛止泻软胶囊	2.98 元(每粒 0.65 g)		2021 年 3 月 1 日至 2022 年 12 月 31 日
ZA09	扶正剂					
ZA09A	补气剂					
	乙	24	甘海胃康胶囊	0.4 元(每粒 0.4 g)		2021 年 3 月 1 日至 2022 年 12 月 31 日
ZA09F	气血双补剂					
	乙	25	百令胶囊	0.51 元(每粒 0.2 g) 1.03 元(每粒 0.5 g)	限器官移植抗排异、肾功能衰竭及肺纤维化	2021 年 3 月 1 日至 2022 年 12 月 31 日

续表

药品分类代码	药品分类	编号	药品名称	医保支付标准	备注	协议有效期
ZA09G	益气养阴剂					
	乙	26	参乌益肾片	1.30元(每片0.4 g)	限慢性肾衰竭患者	2022年1月1日至2023年12月31日
	乙	27	芪黄颗粒	7.5元(每袋5 g)		2022年1月1日至2023年12月31日
	乙	28	桑枝总生物碱片	4.88元(每片50 mg)		2021年3月1日至2022年12月31日
	乙	29	通脉降糖胶囊	0.47元(每粒0.4 g)		2021年3月1日至2022年12月31日
	乙	30	参龙宁心胶囊	0.36元(每粒0.5 g)	限冠心病和成年人恢复期病毒型心肌炎出现的轻度或中度室性过早搏动见上述证候者	2021年3月1日至2022年12月31日
ZA09H	益气复脉剂					
	乙	31	注射用益气复脉(冻干)	16.5元(每瓶0.65 g)	限二级及以上医疗机构冠心病心绞痛及冠心病所致左心功能不全Ⅱ～Ⅲ级的患者，单次住院最多支付14天	2022年1月1日至2023年12月31日
ZA12	祛瘀剂					
ZA12A	益气活血剂					

续表

药品分类代码	药品分类	编号	药品名称	医保支付标准	备注	协议有效期
	乙	32	八味芪龙颗粒	2.93 元(每袋 6 g)	限中风病中经络(轻中度脑梗塞)恢复期患者	2022 年 1 月 1 日至 2023 年 12 月 31 日
	乙	33	杜蛭丸	6.49 元(每 25 粒 5 g)	限中风病中经络恢复期患者	2022 年 1 月 1 日至 2023 年 12 月 31 日
	乙	34	脑心安胶囊	1.38 元(每粒 0.3 g)	限中重度脑梗塞、冠心病心绞痛患者	2022 年 1 月 1 日至 2023 年 12 月 31 日
	乙	35	芪丹通络颗粒	4.16 元(每袋 8 g)		2022 年 1 月 1 日至 2023 年 12 月 31 日
	乙	36	芪芎通络胶囊	0.69 元(每粒 0.5 g)	限中风病中经络(轻中度脑梗塞)恢复期患者	2022 年 1 月 1 日至 2023 年 12 月 31 日
	乙	37	心脉隆注射液	26 元(每支 2 mL:100 mg)	限二级及以上医疗机构慢性心力衰竭患者	2021 年 3 月 1 日至 2022 年 12 月 31 日
	乙	38	蒺藜皂苷胶囊	3.07 元(每粒 65 mg)	限中风病中经络(轻中度脑梗死)恢复期患者	2021 年 3 月 1 日至 2022 年 12 月 31 日

续表

药品分类代码	药品分类	编号	药品名称	医保支付标准	备注	协议有效期
ZA12C	养血活血剂					
	乙	39	丹红注射液	4.94 元(每支 2 mL) 16.92 元(每支 10 mL) 28.76 元(每支 20 mL)	活血化瘀,通脉舒络。用于瘀血闭阻所致的胸痹及中风,证见:胸痛,胸闷,心悸,口眼歪斜,言语謇涩,肢体麻木,活动不利等症;冠心病、心绞痛、心肌梗塞,瘀血型肺心病,缺血性脑病、脑血栓	2022 年 1 月 1 日至 2023 年 12 月 31 日
ZA12G	化瘀宽胸剂					
	乙	40	西红花总苷片	16.5 元(每片 12 mg)	限化疗产生心脏毒性引起的心绞痛患者	2022 年 1 月 1 日至 2023 年 12 月 31 日
	乙	41	注射用丹参多酚酸	54.41 元(每支 0.13 g)	限二级及以上医疗机构脑梗死恢复期患者,单次住院最多支付 14 天	2022 年 1 月 1 日至 2023 年 12 月 31 日
	乙	42	注射用丹参多酚酸盐	31.69 元[每瓶装 50 mg(含丹参乙酸镁 40 mg)] 53.88元[每瓶装 100 mg(含丹参乙酸镁 80 mg)] 91.60 元[每瓶装 200 mg(含丹参乙酸镁 160 mg)]	限二级及以上医疗机构并有明确冠心病稳定型心绞痛诊断的患者	2021 年 3 月 1 日至 2022 年 12 月 31 日
ZA12H	化瘀通脉剂					
	乙	43	血必净注射液	22.08 元(每支 10 mL)	限二级及以上医疗机构重症患者的急救、抢救	2022 年 1 月 1 日至 2023 年 12 月 31 日

续表

药品分类代码	药品分类	编号	药品名称	医保支付标准	备注	协议有效期
	乙	44	银杏内酯注射液	19.68 元(每支 2 mL)	限二级及以上医疗机构脑梗死恢复期患者,单次住院最多支付 14 天	2022 年 1 月 1 日至 2023 年 12 月 31 日
	乙	45	银杏二萜内酯葡胺注射液	93.7 元(每支 5 mL)	限二级及以上医疗机构脑梗死恢复期患者,单次住院最多支付 14 天	2022 年 1 月 1 日至 2023 年 12 月 31 日
	乙	46	丹灯通脑软胶囊	0.64 元(每粒 0.55 g)		2021 年 3 月 1 日至 2022 年 12 月 31 日
ZA12I	活血消癥剂					
	乙	47	蛭蛇通络胶囊	1.65 元(每粒 0.5 g)	限中风病中经络(轻中度脑梗塞)恢复期气虚血瘀证	2021 年 3 月 1 日至 2022 年 12 月 31 日
ZA15	治风剂					
ZA15B	平肝熄风剂					
	乙	48	芎麻止痉颗粒	13.24 元[每袋 2.5 g(相当于饮片 9.4 g)] 22.5 元[每袋 5 g(相当于饮片 18.8 g)]		2021 年 3 月 1 日至 2022 年 12 月 31 日

续表

药品分类代码	药品分类	编号	药品名称	医保支付标准	备注	协议有效期
ZA15E	化瘀祛风剂					
	乙	49	川芎清脑颗粒	3.33 元(每袋 10 g)		2021 年 3 月 1 日至 2022 年 12 月 31 日
ZA17	化浊降脂剂					
	乙	50	降脂通络软胶囊	0.72 元(每粒 50 mg)	限高脂血症属血瘀气滞证者	2021 年 3 月 1 日至 2022 年 12 月 31 日
ZC	肿瘤用药					
ZC01	抗肿瘤药					
	乙	51	复方黄黛片	10.19 元(每片 0.27 g)	限初治的急性早幼粒细胞白血病	2022 年 1 月 1 日至 2023 年 12 月 31 日
	乙	52	食道平散	163 元(每瓶 10 g)	限中晚期食道癌所致食道狭窄梗阻的患者	2022 年 1 月 1 日至 2023 年 12 月 31 日
	乙	53	康莱特注射液	136 元(每支 100 mL:10 g)	限二级及以上医疗机构中晚期肺癌或中晚期肝癌	2021 年 3 月 1 日至 2022 年 12 月 31 日
	乙	54	康艾注射液	11.73 元(每支 5 mL) 19.94 元(每支 10 mL) 33.9 元(每支 20 mL)	限二级及以上医疗机构说明书标明恶性肿瘤的中晚期治疗	2021 年 3 月 1 日至 2022 年 12 月 31 日

续表

药品分类代码	药品分类	编号	药品名称	医保支付标准	备注	协议有效期
ZC02	肿瘤辅助用药					
	乙	55	参一胶囊	6.18元(每粒含人参皂苷 Rg_3 10 mg)	限原发性肺癌、肝癌化疗期间使用	2022年1月1日至2023年12月31日
	乙	56	注射用黄芪多糖	200元(每支250 mg)	限二级及以上医疗机构肿瘤患者,单次住院最多支付14天	2022年1月1日至2023年12月31日
ZD	妇科用药					
ZD03	扶正剂					
	乙	57	关黄母颗粒	4.28元[每袋9 g(相当于饮片4.8 g)]	补益肝肾,滋阴降火。用于女性更年期综合征(绝经前后诸证)中医辨证属肝肾阴虚证,症见烘热汗出,头晕,耳鸣,腰膝酸软或足跟痛,少寐多梦,急躁易怒等	2022年1月1日至2023年12月31日
ZG	骨伤科用药					
ZG01	活血化瘀剂					
	乙	58	五虎口服液	11.6元(每支10 mL)		2021年3月1日至2022年12月31日
ZG02	活血通络剂					
	乙	59	筋骨止痛凝胶	55元(每支15 g)		2021年3月1日至2022年12月31日

续表

药品分类代码	药品分类	编号	药品名称	医保支付标准	备注	协议有效期
ZI	民族药					
ZI01	藏药					
	乙	60	安儿宁颗粒	1.98 元(每袋 3 g)		2021 年 3 月 1 日至 2022 年 12 月 31 日
	乙	61	红花如意丸	0.7 元(每丸 0.2 g)		2021 年 3 月 1 日至 2022 年 12 月 31 日
	乙	62	如意珍宝片	1.87 元(每片 0.5 g)		2021 年 3 月 1 日至 2022 年 12 月 31 日

备注:企业申请价格保密的,医保支付标准一栏标识为 * 。

中药饮片部分

(一)基金予以支付的中药饮片

序号	饮片名称	备注	序号	饮片名称	备注
1	一枝黄花		26	土荆皮	
2	丁公藤		27	土茯苓	
3	丁香	□	28	土鳖虫	
4	人工牛黄		29	大叶紫珠	
5	人参片	□	30	大血藤	
6	人参叶		31	大豆黄卷	
7	八角枫		32	大皂角	
8	八角茴香	□	33	大青叶	
9	九节菖蒲		34	大青盐	
10	九里香		35	大枣	□
11	九香虫		36	大黄	
12	儿茶		37	大黄炭	
13	了哥王		38	大蓟	
14	刀豆	□	39	大蓟炭	
15	三七粉	□	40	大腹毛	
16	三白草		41	大腹皮	
17	三棱		42	小驳骨	
18	三颗针		43	小茴香	□
19	干石斛	□	44	小通草	
20	干鱼腥草		45	小蓟	
21	干姜	□	46	小蓟炭	
22	干益母草		47	山麦冬	
23	干漆		48	山豆根	
24	土木香		49	山药	□
25	土贝母		50	山药片	□

续表

序号	饮片名称	备注	序号	饮片名称	备注
51	山柰		78	马兜铃	
52	山香圆叶		79	马鞭草	
53	山萸肉		80	王不留行	
54	山银花		81	天仙子	
55	山楂叶		82	天仙藤	
56	山慈菇		83	天冬	
57	千年健		84	天花粉	
58	千里光		85	天竺黄	
59	千金子		86	天麻	□
60	千金子霜		87	天葵子	
61	川木香		88	天然冰片(右旋龙脑)	
62	川木通		89	无名异	
63	川贝母	□	90	无花果	
64	川牛膝		91	云芝	
65	川芎		92	木瓜	
66	川射干		93	木芙蓉叶	
67	川楝子		94	木香	
68	广东紫珠		95	木贼	
69	广豆根		96	木通	
70	广枣		97	木棉花	
71	广金钱草		98	木蝴蝶	
72	广藿香	□	99	木鳖子	
73	女贞子		100	木鳖子仁	
74	飞扬草		101	木鳖子霜	
75	马齿苋		102	五加皮	
76	马勃		103	五灵脂	
77	马钱子粉		104	五味子	

续表

序号	饮片名称	备注	序号	饮片名称	备注
105	五倍子		132	凤仙透骨草	
106	太子参		133	凤尾草	
107	车前子		134	凤凰衣	
108	车前草		135	六月雪	
109	瓦松		136	火麻仁	
110	瓦楞子		137	巴豆霜	
111	内蒙紫草		138	巴戟天	
112	水飞蓟		139	巴戟肉	
113	水牛角		140	玉竹	□
114	水红花子		141	玉米须	
115	水蛭		142	功劳木	
116	牛蒡子		143	甘松	
117	牛膝		144	甘草片	
118	毛冬青		145	艾片(左旋龙脑)	
119	毛诃子		146	艾叶	□
120	升麻		147	石韦	
121	片姜黄		148	石见穿	
122	化橘红		149	石吊兰	
123	分心木		150	石决明	
124	月季花	□	151	石莲子	
125	丹参		152	石菖蒲	
126	乌药		153	石楠叶	
127	乌梢蛇	□	154	石榴皮	
128	乌梢蛇肉	□	155	石榴皮炭	
129	乌梅	□	156	石燕	
130	乌梅肉	□	157	布渣叶	
131	乌梅炭		158	龙齿	

续表

序号	饮片名称	备注	序号	饮片名称	备注
159	龙骨		186	仙茅	
160	龙胆		187	仙鹤草	
161	龙眼肉	□	188	白及	
162	龙脷叶		189	白术	
163	龙葵		190	白头翁	
164	平贝母		191	白芍	
165	北刘寄奴		192	白芷	
166	北豆根		193	白花菜子	
167	北沙参		194	白芥子	
168	北柴胡		195	白英	
169	北寒水石		196	白茅根	
170	四季青		197	白矾	
171	生川乌		198	白果仁	□
172	生马钱子		199	白屈菜	
173	生天南星		200	白胡椒	□
174	生巴豆		201	白药子	
175	生甘遂		202	白前	
176	生石膏		203	白扁豆	
177	生白附子		204	白梅花	
178	生半夏		205	白蔹	
179	生草乌		206	白鲜皮	
180	生姜	□	207	白薇	
181	生狼毒		208	瓜子金	
182	生商陆		209	瓜蒌	
183	生斑蝥		210	瓜蒌子	
184	生蒲黄		211	瓜蒌皮	
185	代代花		212	冬瓜子	

续表

序号	饮片名称	备注	序号	饮片名称	备注
213	冬瓜皮		240	西河柳	
214	冬凌草		241	百合	□
215	冬葵果		242	百草霜	
216	玄明粉		243	百部	
217	玄参		244	光慈姑	
218	玄精石		245	当归	□
219	半边莲		246	当药	
220	半枝莲		247	肉苁蓉片	□
221	辽藁本片		248	肉豆蔻	□
222	母丁香		249	肉桂	□
223	丝瓜络		250	朱砂根	
224	老鹳草		251	朱砂粉	
225	地龙		252	竹节参	
226	地耳草(田基黄)		253	竹节香附	
227	地枫皮		254	竹茹	
228	地肤子		255	伏龙肝	
229	地骨皮		256	延胡索	
230	地黄		257	华山参	
231	地榆		258	自然铜	
232	地榆炭		259	血余炭	
233	地锦草		260	全蝎	□
234	芒硝		261	合欢皮	
235	亚麻子		262	合欢花	
236	过岗龙		263	冰片(合成龙脑)	
237	西瓜皮		264	决明子	□
238	西瓜霜		265	关白附	
239	西青果		266	关黄柏	

续表

序号	饮片名称	备注	序号	饮片名称	备注
267	关黄柏炭		292	赤石脂	
268	米炒党参		293	赤芍	
269	米斑蝥		294	芙蓉叶	
270	灯心草		295	芫花	
271	灯心炭		296	芫荽子	
272	灯盏细辛(灯盏花)		297	花椒	□
273	安息香		298	花蕊石	
274	寻骨风		299	芥子	
275	阳起石		300	苍术	
276	阴起石		301	苍耳子	
277	防己		302	芡实	□
278	防风		303	苎麻根	
279	红大戟		304	芦荟	□
280	红花		305	芦根	
281	红花龙胆		306	苏木	
282	红芪		307	苏合香	
283	红豆蔻		308	杜仲	
284	红参	□;限临床危重患者抢救	309	杜仲叶	
			310	杠板归	
285	红参片	□;限临床危重患者抢救	311	巫山淫羊藿	□
			312	豆蔻	
286	红粉		313	连钱草	
287	红景天	□	314	连翘	
288	麦冬		315	旱莲草	
289	麦芽	□	316	吴茱萸	
290	远志		317	牡丹皮	
291	赤小豆	□	318	牡蛎	

续表

序号	饮片名称	备注	序号	饮片名称	备注
319	何首乌		346	陈皮	□
320	伸筋草		347	附片	
321	皂角刺		348	忍冬藤	
322	皂矾		349	鸡内金	
323	佛手	□	350	鸡矢藤	
324	佛手花		351	鸡血藤	
325	余甘子	□	352	鸡骨草	
326	谷芽		353	鸡冠花	
327	谷精草		354	鸡冠花炭	
328	龟甲		355	青风藤	
329	龟甲胶	□	356	青皮	
330	龟板		357	青果	□
331	龟板胶	□	358	青葙子	
332	辛夷		359	青蒿	
333	羌活		360	青黛	
334	沙苑子		361	青礞石	
335	沙棘	□	362	玫瑰花	□
336	没药		363	苦木	
337	沉香	□	364	苦地丁	
338	诃子		365	苦杏仁	
339	诃子肉		366	苦参	
340	补骨脂		367	苦楝子	
341	灵芝	□	368	苦楝皮	
342	灵砂		369	苘麻子	
343	陆英		370	茅根炭	
344	阿胶珠	□	371	枇杷叶	
345	阿魏		372	板栗壳	

续表

序号	饮片名称	备注	序号	饮片名称	备注
373	板蓝根		400	委陵菜	
374	松花粉		401	使君子	
375	松香		402	使君子仁	
376	刺五加		403	侧柏叶	
377	刺猬皮		404	侧柏炭	
378	郁李仁	□	405	佩兰	
379	郁金		406	金龙胆草	
380	虎耳草		407	金果榄	
381	虎杖		408	金沸草	
382	昆布	□	409	金荞麦	
383	明党参		410	金钱白花蛇	□
384	岩陀		411	金钱草	
385	罗布麻叶		412	金铁锁	
386	罗汉果	□	413	金银花	□
387	败酱草		414	金精石	
388	制川乌		415	金樱子肉	
389	制马钱子		416	金礞石	
390	制天南星		417	乳香	
391	制巴戟天		418	肿节风	
392	制白附子		419	狗脊	
393	制远志		420	炙甘草	
394	制吴茱萸		421	炙红芪	
395	制何首乌		422	炙巫山淫羊藿	□
396	制草乌		423	炙黄芪	□
397	制硫黄		424	炙淫羊藿	□
398	知母		425	京大戟	
399	垂盆草		426	净山楂	□

续表

序号	饮片名称	备注	序号	饮片名称	备注
427	闹羊花		454	炒桃仁	
428	卷柏		455	炒桑枝	
429	卷柏炭		456	炒常山	
430	炒九香虫		457	炒葶苈子	
431	炒山桃仁		458	炒紫苏子	
432	炒山楂		459	炒黑芝麻	□
433	炒川楝子		460	炒蒺藜	
434	炒王不留行		461	炒槐花	
435	炒牛蒡子		462	炒蔓荆子	
436	炒火麻仁		463	炒槟榔	
437	炒白芍		464	炒酸枣仁	
438	炒白果仁	□	465	炒稻芽	
439	炒白扁豆		466	炒僵蚕	
440	炒瓜蒌子		467	炉甘石	
441	炒决明子	□	468	法半夏	
442	炒麦芽		469	油松节	
443	炒花椒	□	470	泽兰	
444	炒芥子		471	泽泻	
445	炒苍耳子		472	建曲	
446	炒谷芽		473	降香	
447	炒鸡内金		474	细辛	
448	炒苦杏仁		475	贯叶金丝桃	
449	炒使君子仁		476	珍珠母	
450	炒茺蔚子		477	珍珠粉	□
451	炒栀子		478	荆芥	
452	炒牵牛子		479	荆芥炭	
453	炒莱菔子		480	荆芥穗	

序号	饮片名称	备注	序号	饮片名称	备注
481	荆芥穗炭		508	枳实	
482	茜草		509	枳椇子	
483	茜草炭		510	柏子仁	
484	荜茇		511	柏子仁霜	
485	荜澄茄		512	栀子	□
486	草乌叶		513	枸杞子	□
487	草豆蔻	□	514	枸骨叶	
488	草果仁		515	柿蒂	
489	茵陈		516	威灵仙	
490	茴香	□	517	厚朴	
491	茯苓	□	518	厚朴花	
492	茯苓皮		519	砂仁	□
493	茺蔚子		520	牵牛子	
494	胡芦巴		521	轻粉	
495	胡桃仁		522	鸦胆子	
496	胡黄连		523	韭菜子	
497	胡椒	□	524	虻虫	
498	荔枝核		525	骨碎补	
499	南五味子		526	钟乳石	
500	南五味子根		527	钩藤	
501	南沙参		528	香加皮	
502	南板蓝根		529	香附	
503	南柴胡		530	香橼	□
504	南寒水石		531	香薷	
505	南鹤虱		532	重楼	
506	枯矾		533	鬼箭羽	
507	枳壳		534	禹州漏芦	

续表

序号	饮片名称	备注	序号	饮片名称	备注
535	禹余粮		562	秦皮	
536	禹粮石		563	珠子参	
537	胆矾		564	蚕沙	
538	胆南星		565	盐小茴香	
539	胖大海	□	566	盐车前子	
540	独一味		567	盐巴戟天	
541	独活		568	盐关黄柏	
542	急性子		569	盐杜仲	
543	姜半夏		570	盐沙苑子	
544	姜皮		571	盐补骨脂	
545	姜竹茹		572	盐知母	
546	姜草果仁		573	盐泽泻	
547	姜厚朴		574	盐胡芦巴	
548	姜炭		575	盐韭菜子	
549	姜黄		576	盐益智仁	
550	姜黄连		577	盐黄柏	
551	前胡		578	盐菟丝子	
552	首乌藤		579	盐续断	
553	炮附片		580	盐橘核	
554	炮姜		581	莱菔子	□
555	洋金花		582	莲子	□
556	穿山龙		583	莲子心	□
557	穿心莲		584	莲房炭	
558	扁豆花		585	莲须	
559	祖司麻		586	莪术	
560	络石藤		587	荷叶	□
561	秦艽		588	荷叶炭	

续表

序号	饮片名称	备注	序号	饮片名称	备注
589	荷梗		616	酒大黄	
590	莨菪		617	酒川牛膝	
591	莨菪子		618	酒女贞子	
592	桂枝		619	酒牛膝	
593	桔梗		620	酒丹参	
594	栝楼		621	酒乌梢蛇	□
595	栝楼子		622	酒白芍	
596	桃仁		623	酒当归	□
597	桃枝		624	酒苁蓉	□
598	核桃仁	□	625	酒黄芩	
599	夏天无		626	酒黄连	
600	夏枯草		627	酒黄精	
601	党参片		628	酒萸肉	
602	鸭跖草		629	酒蛇蜕	
603	积雪草		630	酒续断	
604	倒扣草		631	酒蛤蚧	□
605	臭灵丹草		632	酒豨莶草	
606	臭梧桐叶		633	酒蕲蛇	□
607	射干		634	娑罗子	
608	徐长卿		635	海风藤	
609	凌霄花		636	海金沙	
610	高良姜		637	海桐皮	
611	拳参		638	海螵蛸	
612	粉萆薢		639	海藻	
613	粉葛	□	640	浮小麦	
614	益智仁		641	浮石	
615	浙贝母		642	浮海石	

续表

序号	饮片名称	备注	序号	饮片名称	备注
643	浮萍		670	黄柏	
644	烫水蛭		671	黄柏炭	
645	烫狗脊		672	黄蜀葵花	
646	烫骨碎补		673	黄精	
647	通草		674	黄藤	
648	预知子		675	萸黄连	
649	桑叶		676	菟丝子	
650	桑白皮		677	菊苣	□
651	桑枝		678	菊花	□
652	桑寄生		679	梧桐子	
653	桑椹	□	680	梅花	
654	桑螵蛸		681	救必应	
655	麸炒山药		682	雪上一枝蒿	
656	麸炒白术		683	常山	
657	麸炒苍术		684	野马追	
658	麸炒芡实		685	野木瓜	
659	麸炒枳壳		686	野菊花	
660	麸炒枳实		687	曼陀罗	
661	麸炒椿皮		688	蛇床子	
662	麸炒薏苡仁		689	蛇蜕	
663	麸煨肉豆蔻		690	银杏叶	
664	菝葜		691	银柴胡	
665	黄山药		692	甜瓜子	
666	黄芩片		693	甜瓜蒂	
667	黄芪	□	694	猪牙皂	
668	黄连片		695	猪苓	
669	黄药子		696	猪殃殃	

续表

序号	饮片名称	备注	序号	饮片名称	备注
697	猪胆粉		724	葱子	
698	猫爪草		725	葶苈子	
699	猫眼草		726	萹蓄	
700	麻黄		727	楮实子	
701	麻黄根		728	棕榈	
702	鹿角		729	棕榈子	
703	鹿角胶	□	730	棕榈炭	
704	鹿角霜	□	731	硫黄	
705	鹿衔草		732	雄黄粉	
706	旋覆花		733	紫贝齿	
707	断血流		734	紫石英	
708	清叶胆		735	紫花地丁	
709	清半夏		736	紫花前胡	
710	淫羊藿	□	737	紫苏子	
711	淡竹叶		738	紫苏叶	
712	淡豆豉	□	739	紫苏梗	
713	淡附片		740	紫珠叶	
714	密佗僧		741	紫萁贯众	
715	密蒙花		742	紫菀	
716	续断片		743	景天三七	
717	绵马贯众		744	蛤壳	
718	绵马贯众炭		745	蛤蚧	□
719	绵萆薢		746	黑芝麻	□
720	琥珀	□	747	黑豆	□
721	款冬花		748	黑胡椒	□
722	葛花		749	锁阳	
723	葛根		750	鹅不食草	

续表

序号	饮片名称	备注	序号	饮片名称	备注
751	筋骨草		778	酒制蜂胶	
752	焦山楂		779	蜂蜡	
753	焦麦芽		780	蜣螂	
754	焦谷芽		781	锦灯笼	
755	焦栀子		782	矮地茶	
756	焦槟榔		783	新疆紫草	
757	焦稻芽		784	煨川木香	
758	番木鳖		785	煨木香	
759	番泻叶		786	煅瓦楞子	
760	湖北贝母		787	煅石决明	
761	滑石		788	煅石膏	
762	滑石粉		789	煅自然铜	
763	蓍草		790	煅赤石脂	
764	蓝布正		791	煅花蕊石	
765	蓖麻子		792	煅牡蛎	
766	蒺藜		793	煅皂矾	
767	蒲公英		794	煅青礞石	
768	蒲黄炭		795	煅金礞石	
769	椿皮		796	煅炉甘石	
770	槐米		797	煅珍珠母	
771	槐花		798	煅钟乳石	
772	槐花炭		799	煅禹余粮	
773	槐角		800	煅紫石英	
774	雷丸		801	煅蛤壳	
775	路路通		802	煅磁石	
776	蜈蚣		803	煅赭石	
777	蜂房		804	满山红	

续表

序号	饮片名称	备注	序号	饮片名称	备注
805	滇鸡血藤		832	蜜桑白皮	
806	裸花紫珠		833	蜜麻黄	
807	蔓荆子		834	蜜旋覆花	
808	蓼大青叶		835	蜜款冬花	
809	榧子	□	836	蜜紫菀	
810	榼藤子		837	蜜槐角	
811	槟榔		838	蜜罂粟壳	□
812	酸枣仁		839	熊胆粉	□
813	磁石		840	赭石	
814	豨莶草		841	蕤仁	
815	蜡梅花		842	蕲蛇	□
816	蜘蛛香		843	蕲蛇肉	□
817	蝉蜕		844	槲寄生	
818	罂粟壳	□	845	醋三棱	
819	管花肉苁蓉片	□	846	醋五味子	
820	鲜竹沥		847	醋甘遂	
821	鲜芦根	□	848	醋艾炭	
822	鲜鱼腥草	□	849	醋北柴胡	
823	鲜益母草		850	醋延胡索	
824	辣椒	□	851	醋芫花	
825	漏芦		852	醋龟甲	
826	蜜马兜铃		853	醋没药	
827	蜜白前		854	醋鸡内金	
828	蜜百合	□	855	醋青皮	
829	蜜百部		856	醋乳香	
830	蜜枇杷叶		857	醋京大戟	
831	蜜前胡		858	醋南五味子	

续表

序号	饮片名称	备注	序号	饮片名称	备注
859	醋南柴胡		876	橘络	
860	醋香附		877	橘核	
861	醋莪术		878	焯山桃仁	
862	醋狼毒		879	焯苦杏仁	
863	醋商陆		880	焯桃仁	
864	醋鳖甲		881	藁本片	
865	蝼蛄		882	檀香	□
866	墨旱莲		883	藕节	
867	稻芽		884	藕节炭	
868	僵蚕		885	覆盆子	
869	熟大黄		886	瞿麦	
870	熟地黄		887	翻白草	
871	鹤虱		888	藿香	□
872	薤白		889	蟾酥粉	
873	薏苡仁	□	890	鳖甲	
874	薄荷	□	891	鳖甲胶	□
875	橘红	□	892	糯稻根	

（二）不得纳入基金支付范围的中药饮片

阿胶、白糖参、朝鲜红参、穿山甲（醋山甲、炮山甲）、玳瑁、冬虫夏草、蜂蜜、狗宝、龟鹿二仙胶、哈蟆油、海龙、海马、猴枣、蜂胶、羚羊角尖粉（羚羊角镑片、羚羊角粉）、鹿茸（鹿茸粉、鹿茸片）、马宝、玛瑙、牛黄、珊瑚、麝香、天山雪莲、鲜石斛（铁皮石斛）、西红花（番红花）、西洋参、血竭、燕窝、野山参、移山参、珍珠、紫河车。

各种动物脏器（鸡内金除外）和胎、鞭、尾、筋、骨。

注：“不得纳入基金支付范围的中药饮片”包括药材及炮制后的饮片。

索　　引

西药部分

B

C

D

E

F

G

H

J

K

M

N

P

Q

R

S

T

W

X

Y

Z

中成药部分

C

D

E

F

G

H

J

K

L

M

N

P

Q

T

W

X

Y

Z

协议期内谈判药品部分

（一）西　药

A

B

C

D

E

F

G

H

J

K

L

（二）中　成　药

中药饮片部分

D

E

F

G

H

J

K

L

M

Y

Z